VAMOS FALAR sobre a VIDA?

Edna Andrade

VAMOS FALAR sobre a VIDA?

As fases da biografia humana

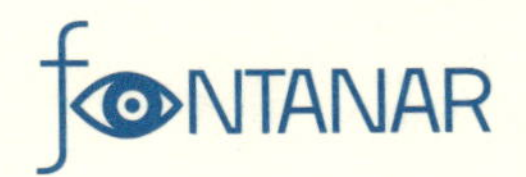

O selo Fontanar foi licenciado pela Editora Schwarcz S.A.

Grafia atualizada segundo o Acordo Ortográfico da Língua Portuguesa de 1990, que entrou em vigor no Brasil em 2009.

CAPA E ILUSTRAÇÕES Letícia Naves — Estúdio Bogotá
PREPARAÇÃO Mariana Zanini
REVISÃO Carmen T. S. Costa e Bonie Santos

Dados Internacionais de Catalogação na Publicação (CIP)
(Câmara Brasileira do Livro, SP, Brasil)

Andrade, Edna
Vamos falar sobre a vida?: As fases da biografia humana / Edna Andrade. — 1ª ed. — São Paulo : Fontanar, 2021.

ISBN 978-85-8439-217-9

1. Autoconhecimento 2. Autoconsciência 3. Evolução 4. Maturidade 5. Vida (Filosofia) I. Título.

21-64243 CDD-113.8

Índice para catálogo sistemático:
1. Filosofia de vida 113.8

Aline Graziele Benitez — Bibliotecária — CRB-1/3129

EDITORA SCHWARCZ S.A.
Rua Bandeira Paulista, 702, cj. 32
04532-002 — São Paulo — SP
Telefone: (11) 3707-3500
facebook.com/Fontanar.br
instagram.com/editorafontanar

Sumário

Introdução

Já faz 33 anos que eu escuto histórias de vida.

Ao longo desse tempo, me tornei testemunha de sentimentos, anseios, desafios e possibilidades de desenvolvimento de cada pessoa que veio ao meu encontro querendo passar a vida a limpo.

"O que te traz aqui?", eu perguntava a cada um que me procurava querendo fazer uma retrospectiva biográfica.

A lista de respostas não tem fim:

"Quero saber quem sou, rever minha jornada e as escolhas que me trouxeram até aqui..."

"Sinto que estou em uma encruzilhada!"

"Não aguento mais fazer o que faço!"

"Não aguento mais a vida que levo!"

"Não sinto amor pelo que faço!"

"A minha vida parou!"

"Não sei mais qual é o propósito da minha vida!"

Sentados frente a frente, fizemos viagens no tempo e percorremos juntos os milhares de quilômetros dos dias, anos e décadas de cada jornada de vida. A biografia fluía mediante uma sequência que tinha início nas histórias da família de origem e passava pela infância, pela escola, pelos sonhos da adolescência, pelos anseios da juventude, pela escolha profissional, pela consolidação da vida afetiva, entre outros desafios e crises de desenvolvimento.

Mas mesmo que os caminhos percorridos fossem diferentes, todas as buscas convergiam para uma crise de autenticidade: quem eu sou? Que caminho percorri? Quais escolhas determinaram a vida que levo hoje? Para onde vou?

Tendo passado as últimas décadas ouvindo histórias de vida, quero compartilhar neste livro o que enxergo como a tônica existencial da época em que vivemos: o despertar de uma nova consciência, que questiona a existência humana não somente em termos filosóficos, mas nos diversos aspectos pragmáticos da vida cotidiana, como o afetivo, o familiar, o profissional, o social e o econômico.

O que significa esse despertar de uma nova consciência? E o que significa viver na era desse despertar?

Existem muitas abordagens sobre o desenvolvimento humano. Ao pesquisar, pelo estudo da biografia humana, o desenvolvimento da consciência, estamos considerando a consciência como a faculdade que possuímos de nos autoconhecer, de estabelecer julgamento e de poder agir com discernimento e liberdade.

No seu processo de evolução ao longo das fases da vida, a consciência humana passa por diversos estágios: a da criança é diferente da do jovem, e a consciência do adulto é diferente da sabedoria dos avós.

O estágio de consciência que, como seres humanos, compartilhamos no século XXI foi antecedido por diferentes estágios, em épocas distintas.

Na época atual, já ultrapassamos há muitas décadas o limiar do mundo meramente visível. Hoje, nos tornamos capazes de olhar imaginativamente para dentro, verificar as nossas memórias e rever a trajetória da nossa vida. Os pensamentos, os sentimentos e os desejos se emanciparam da realidade material e podem se direcionar tanto para o mundo real como para a realidade subjetiva.

Que estado anímico é esse?

Viver na alma da consciência significa ter alcançado um patamar de maturidade. O ser humano se individualizou, se constituiu como um ser à parte, se tornou capaz de fazer síntese do seu aprendizado de vida. Abarcou dentro de si o conhecimento das leis do mundo material, tornou-se técnico, especializou-se, adquiriu experiência, virou protagonista do seu destino. Alcançou tal grau de autonomia material que é capaz de estar presente em muitos lugares simultaneamente.

Em termos da evolução da consciência, esse estado individualizado é um passo adiante no caminho de desenvolvimento do ser humano. Ele adquiriu a capacidade de ser consciente, não somente de si, mas de todas as coisas, e pôde assumir responsabilidade pelo que lhe pertence, pela realidade que construiu para si. É capaz de enxergar não apenas as próprias escolhas, mas as coisas que priorizou e as necessidades que elas geraram na sua vida.

No momento em que escrevo esta introdução, a vivência de "limiar de uma nova era" tornou-se concreta e universal. Estamos confinados em casa devido à pandemia do novo coronavírus, perplexos diante de questões como: o que está acontecendo com o mundo? Qual é o sentido disso tudo? Qual é o rumo que temos de seguir? E eu? O que tudo isso tem a ver comigo? Qual é o sentido da vida que levo? Qual é a vida que quero para mim?

A consciência individual encontra-se neste momento entrelaçada com a consciência coletiva, ambas conectadas no contexto da época em que existimos, e essa é uma confirmação de que alcançamos o estágio da alma consciente e vivenciamos o limiar de uma nova era. Cada um e todos nós nos tornamos seres do limiar.

A palavra "limiar" vem do latim e significa "soleira" — um espaço que leva para dentro e para fora. Em termos de consciência, é um lugar de transição. Começamos a perceber algo que começa a ocorrer, mas que ainda não se concretizou. A realidade anterior não é mais suficiente, e o que vem pela frente ainda não se tornou real. Em um grau de intensidade maior ou menor, que varia de indivíduo para indivíduo, intensificou-se a percepção do entrelaçamento do destino pessoal com o coletivo.

Atingimos um estágio de consciência que nos demanda a superação de barreiras étnicas, culturais ou religiosas. É um limiar de desenvolvimento humano que afeta a todos e que não encontra ressonância simplesmente na existência material de cada um! A consciência materialista nos trouxe até aqui, e agora ela está prestes a se tornar uma inteligência artificial. Em que direção a vida está nos levando?

Para que o novo passo no desenvolvimento humano se concretize, torna-se necessário que cada um realize um trabalho sistemático no próprio desenvolvimento. Que amplie o conhecimento de si para sustentar o despertar da nova consciência.

Eis o desafio deste livro, no qual nos propomos a falar sobre a vida: o autoconhecimento. A biografia é o maior tesouro de um indivíduo, é o seu bem maior. A vida de alguém pode lhe ser tirada, mas sua jornada de vida nunca pode ser apagada. O campo evolutivo da biografia oferece um panorama para o aprendizado consigo mesmo, com as próprias experiências, com as próprias escolhas, com a superação do seu destino.

AS LEIS QUE REGEM A BIOGRAFIA HUMANA

Fundamentando-se no princípio de que o ser humano é constituído de corpo, alma e espírito, a biografia humana é configurada em duas grandes curvas: a curva biológica (com suas leis de expansão, consolidação e declínio; crescimento, adoecimento e morte) e a curva da consciência (que acompanha o processo de individualização do ser humano ao longo da sua trajetória de vida).

O campo dinâmico evolutivo da biografia humana pode ser dividido em três grandes etapas de desenvolvimento: a etapa do desenvolvimento físico — do nascimento aos 21 anos —, a etapa do amadurecimento anímico — dos 21 aos 42 anos — e a etapa do despertar da consciência — dos 42 aos 63 anos.

AS LEIS QUE REGEM O DESENVOLVIMENTO DO INDIVÍDUO

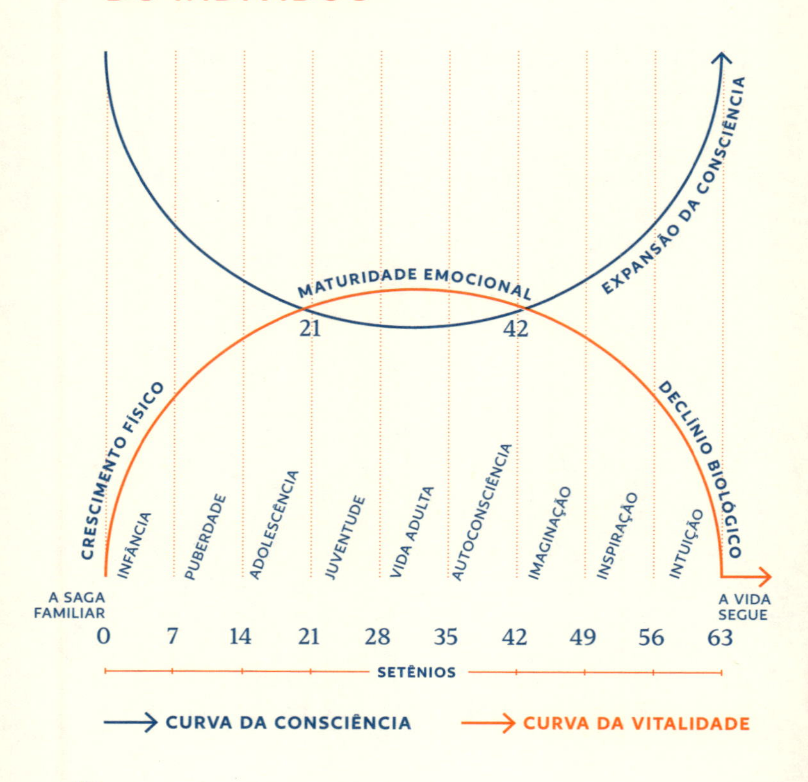

O universo está conectado em uma rede de processos de transformação contínua. Os ciclos do dia, da semana e do ano são como processos respiratórios da Terra e da vida da alma humana, que flui nesses ritmos e vai evoluindo da consciência individual para a consciência coletiva e, por último, para a consciência planetária. Nesse pulsar da vida, da alma e da consciência, a Jornada do Eu, o processo contínuo de autodesenvolvimento, pode ser acompanhada no decurso de uma existência. Mediante uma sequência de ciclos de sete anos como marcos de transformação, conhecidos como fases da vida, a individualidade percorre o seu caminho de autoconhecimento, autodesenvolvimento e expansão da consciência de si e do mundo.

O despertar da consciência ocorre no primeiro ciclo de sete anos, que corresponde à infância. O recém-nascido, ao despertar para a sua vida terrena, encontra-se ainda imerso em uma dimensão de existência anterior ao nascimento, um estado pré-natal descrito em livros sagrados como o estado paradisíaco do mundo espiritual, o da inocência, ainda não tocado pela realidade mundana. No seu processo de desenvolvimento terreno, essa consciência de sua inatalidade vai corresponder ao que ele, com sua individualidade em formação, carrega em si de uma existência espiritual anterior à nova vida iniciada na Terra com o nascimento.

Entre o nascimento e a morte, as forças da existência pré-natal e o legado da hereditariedade, da educação que recebemos, das oportunidades que tivemos e das escolhas que fizemos nos empurram para a frente. Por volta dos 28 anos, essas forças perdem a energia influenciadora que tinham originalmente. Seguimos adiante na vida, caminhando com mais firmeza, apoiados nas próprias pernas, descobrindo pouco a pouco o que é importante, quais são as nossas reais tarefas de vida, e fazendo escolhas autoconscientes — uns mais, outros menos.

Os 63 anos são o marco final dos ciclos biográficos, mas a biografia não chega ao fim quando o corpo começa a se fragilizar. Após os 63 anos, a biografia de um ser humano encontra-se livre da influência das leis evolutivas macrocósmicas que determinaram a sua existência atual na Terra. É como se ele próprio tivesse se tornado um corpo sideral navegando solto no espaço, por sua conta e risco, com o desafio de conduzir a sua própria jornada planetária em direção ao futuro. Na etapa final da sua vida na Terra, diante da probabilidade de ampliar a visão de si e do todo, o indivíduo pode acalentar a expectativa de enxergar a própria biografia como um trecho da jornada evolutiva do ser humano a caminho de se tornar um novo ser.

Temas universais da humanidade, como o sentido da vida, da comunidade, da liberdade e do amor, tornam-se questões do seu desenvolvimento individual. E então? Vamos falar sobre a vida?

Vamos falar sobre a vida?

A biografia, a escrita da vida, mostra Quem Eu Sou; minha origem, meus valores, minha qualidade de liderança, meu caráter e principalmente as escolhas que nortearam a minha vida.

Como será que todas essas influências se refletem nos meus padrões de comportamento, na potencialização das minhas capacidades, na estruturação das minhas qualidades e na expressão dos meus anseios? Quais são os desafios e as possibilidades que a vida me oferece? Qual é o fio condutor da minha existência? Para pensar nisso tudo, olhamos para as diferentes fases da vida, com suas características próprias, e para a nossa vivência de cada uma delas.

Imaginativamente, vivemos a experiência de subir uma montanha e, ao chegar ao topo, avistar toda a nossa vida. As nossas recordações se organizam como uma única imagem no horizonte do pensar, e o caminho que percorremos se torna tão visível que é como se contemplássemos uma paisagem viva.

É essa a sensação ao final de uma retrospectiva biográfica, quando revemos passo a passo a trajetória e reconhecemos os impulsos, sentimentos e anseios que permearam nossas experiências, desde a lembrança mais remota até o momento atual de nossa vida. Os fatos biográficos ocorrem no plano da existência física, do espaço e do tempo, eles ocorrem "de fato". Já a visão panorâmica da própria vida situa-se no campo da consciência imaginativa, e é uma vivência diferente da mera recordação. Vamos a ela!

Antes de começar a leitura, escolha um caderno de sua preferência, um no qual você possa escrever, desenhar e registrar os seus insights. Ao longo da leitura do livro, vá construindo paralelamente no seu caderno uma linha do tempo dos anos, fatos e sentimentos relacionados à sua biografia. As perguntas ao final de cada fase vão ajudar a despertar e organizar as memórias.

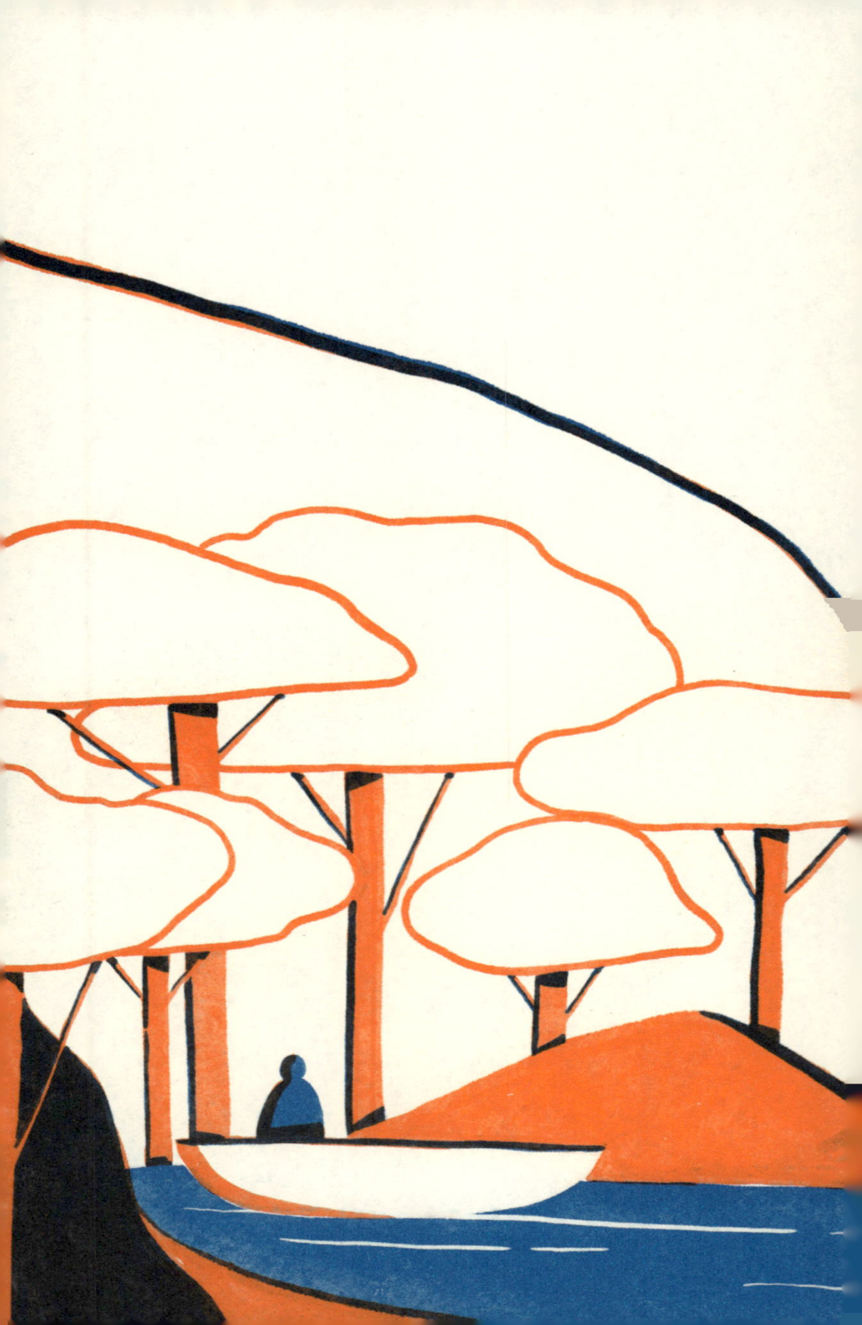

PARTE I

A maturidade corpórea — *do nascimento aos 21 anos*

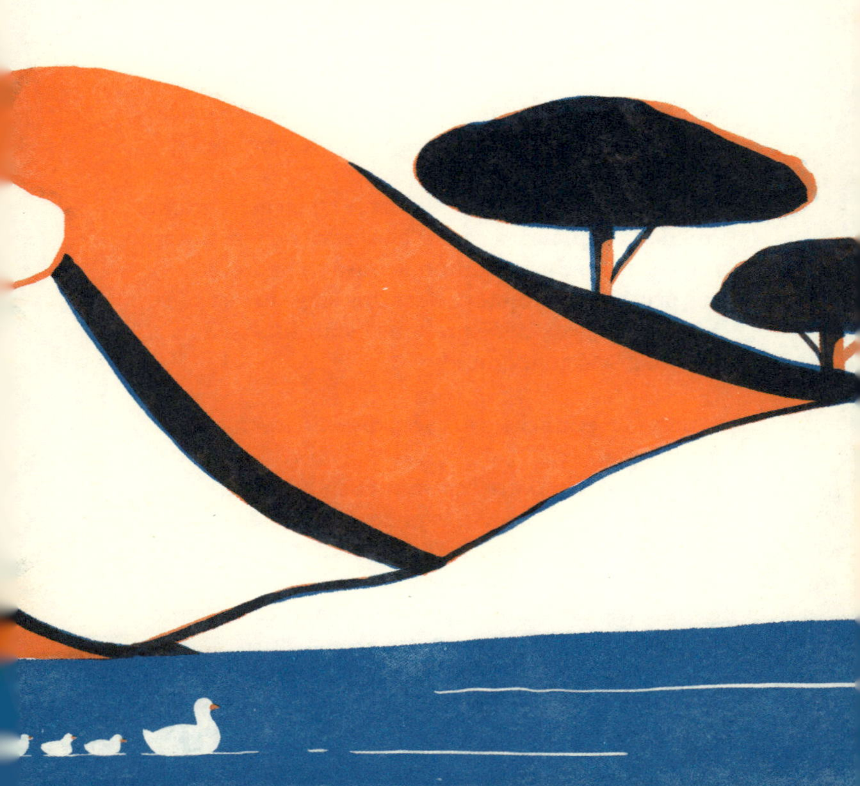

Para enxergar mais claramente os temas de desenvolvimento que permearam a sua infância, você vai precisar viajar para trás no tempo, ultrapassar o portal do nascimento, se alçar até a dimensão das estrelas e de lá contemplar tudo o que foi preparado como seu berço: a região geográfica, a língua nativa, a cultura, os valores, os talentos, as predisposições à saúde ou à doença etc. — não só os da sua família, mas também os da comunidade em que você nasceu.

Então, o primeiro passo é fazer o seu genograma. Preencha o quadro a seguir e escreva no seu caderno a sua saga familiar, atentando para os padrões e as principais características dos seus ancestrais. Oriente-se pelas sugestões que estão alinhadas no rodapé do genograma.

Depois, desenhe duas árvores que retratem essa genealogia.

Que tipo de árvore representa cada lado da família? Como são as suas raízes? Profundas ou superficiais? E o tronco? Delgado ou robusto? A copa é frondosa, oferece sombra como a mangueira, ou é uma copa que se balança ao vento

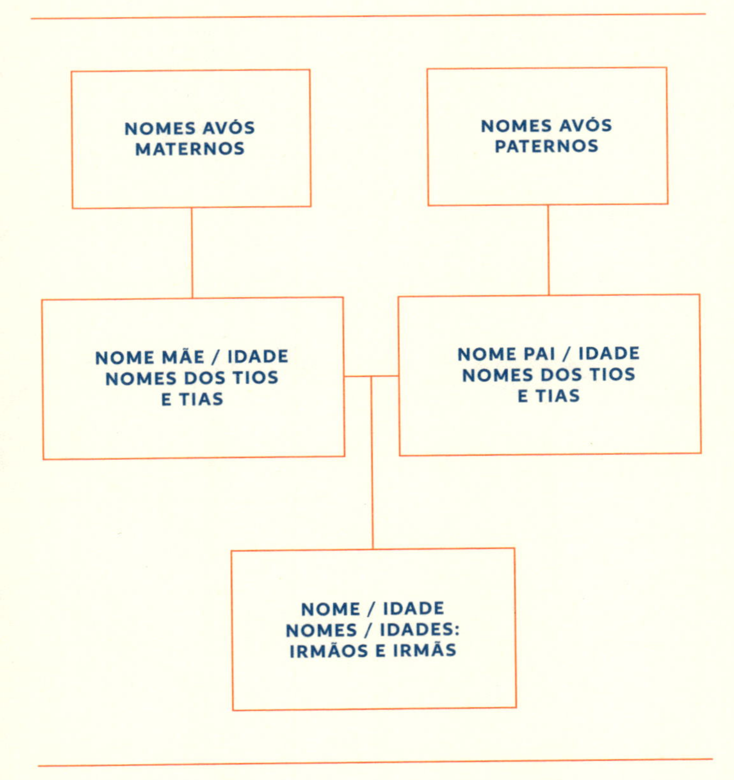

- VALORES PREDOMINANTES
- APTIDÕES ARTÍSTICAS
- APTIDÕES INTELECTUAIS
- CAPACIDADES
- PROFISSÕES
- QUESTÕES DE SAÚDE
- REGRAS DE CONDUTA
- VÍCIOS
- QUALIDADE DOS RELACIONAMENTOS

como a palmeira? Registre os membros dos dois lados da família: bisavós, avós, tios. Como eles se entrelaçam?

Represente simbolicamente o que você carrega como herança interna do lado paterno e do lado materno. Que traços você herdou da sua família paterna? E da sua família materna? Com quem você se parece fisicamente? E no jeito de ser?

O desenho a seguir é para servir de inspiração. Mas dê asas a sua imaginação.

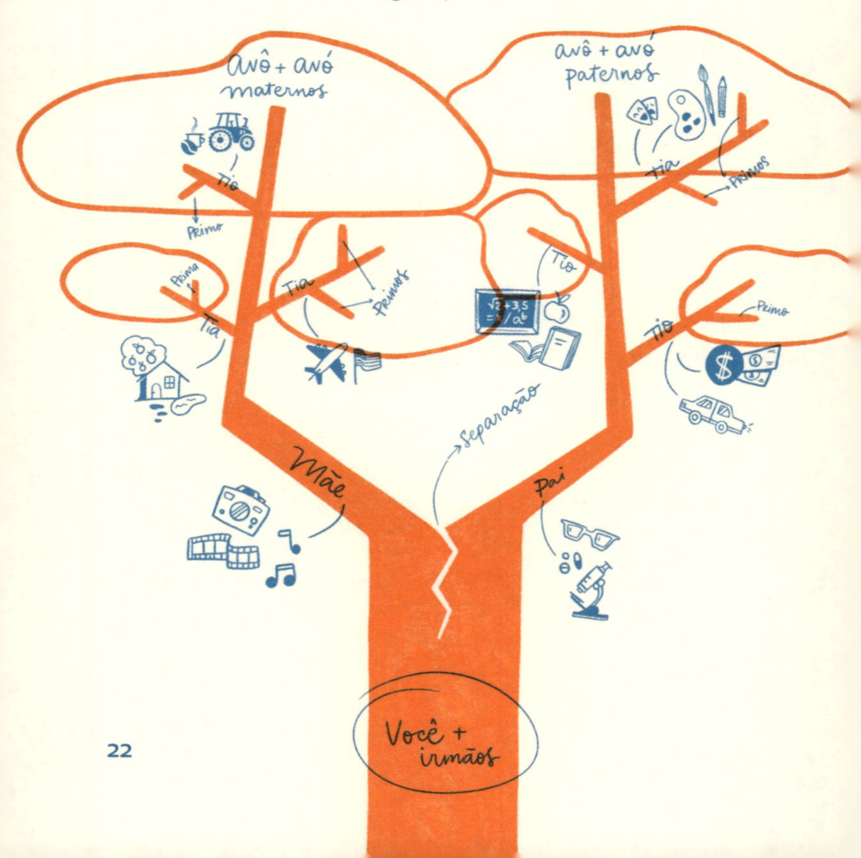

Depois de conhecer mais detalhadamente as suas correntes hereditárias, é possível mergulhar em sua existência na Terra, começando pelo período que engloba o primeiro ciclo de sete anos — ou o seu primeiro setênio —, quando ocorreram grandes transformações físicas e você consolidou a sua constituição corpórea. Nessa fase, seu destino parece ter sido determinado pelo nascimento, parecendo, à primeira vista, que você não teve escolha. Ao mesmo tempo, essa é a fase mais determinante da sua vida, pois foi quando as circunstâncias da sua biografia vieram ao seu encontro e formaram o berço do seu desenvolvimento. Dizem que as crianças é que escolhem os pais; logo, a consciência das escolhas de vida começa com a reverberação, no seu íntimo, das seguintes perguntas: "Por que nasci nesta família?", "O que ela me propiciou?", "Qual a razão de ter sido assim?".

O conhecimento de si começa na primeira lembrança, e para isso é preciso olhar retrospectivamente para o início da sua jornada terrena e buscar a recordação mais remota. Aquele breve momento foi o seu primeiro despertar na Terra.

Às vezes, são lembranças fugidias, como impressões de luz ou a feição de alguém próximo. Outras vezes, são experiências concretas: um tombo, um grito. A realidade externa tem esse poder de despertar em nós a realidade interna, ali por volta dos 3 anos de idade — para algumas pessoas, muito antes disso; para outras, mais tarde. Um dia, muitos anos depois, quando você quiser olhar retrospectivamente a sua trajetória de vida, essa lembrança será o seu ponto de partida.

1. Infância — do nascimento aos 7 anos

Imitação e exemplo são as palavras mágicas que caracterizam a maneira como a criança se relaciona com o mundo.
Rudolf Steiner

Os três maiores feitos de um ser humano se dão nos seus três primeiros anos de vida: ele aprende a andar e ganha a capacidade de se orientar pelo mundo; aprende a falar e ganha a capacidade de se comunicar; e, por último, aprende a pensar e ganha a possibilidade de ser livre.

Em média, um bebê nasce com três quilos e meio e mede cerca de cinquenta centímetros. No final da etapa de crescimento físico, aos 21 anos, atinge sessenta quilos e alcança um metro e setenta. Esses números variam, é claro, mas o que é tão significativo quanto a mudança dessas dimensões físicas são os cuidados e o amor incondicional de que essa pessoa irá necessitar, os sonhos que ela irá despertar em toda a família.

Ser pai, ser mãe, ser filho ou ser filha são condições em que se cruzam várias biografias humanas, cada uma vivendo um ciclo biográfico diferente, unidas instantaneamente pela necessidade de amor incondicional — a qualidade de amor que demanda dedicação por inteiro, a qual o ser humano tem a oportunidade de vivenciar na infância e passa o resto da vida ansiando por reencontrar. Por isso, a infância pode ser um convite ao autodesenvolvimento de pai, mãe e filhos, uma trilha na qual o destino os uniu para que evoluíssem juntos. Mas nem sempre é assim. Cada biografia é única, é a marca pessoal de um indivíduo e está inserida em um contexto biográfico, uma moldura que enquadra os eventos no tempo e no espaço, proporcionando uma compreensão ampliada dos acontecimentos — um reconhecimento de todas as forças visíveis e invisíveis que participaram do desenvolvimento daquele determinado indivíduo.

Alguma vez você avaliou o contexto dos eventos de sua biografia?

Cada individualidade é única! Porém, existem algumas leis que regem o crescimento saudável na infância, que são como as quatro direções de uma bússola, pois norteiam o desenvolvimento de todos. Mas lembre-se: por mais que uma bússola oriente a navegação, isso não quer dizer que ela impeça as tempestades.

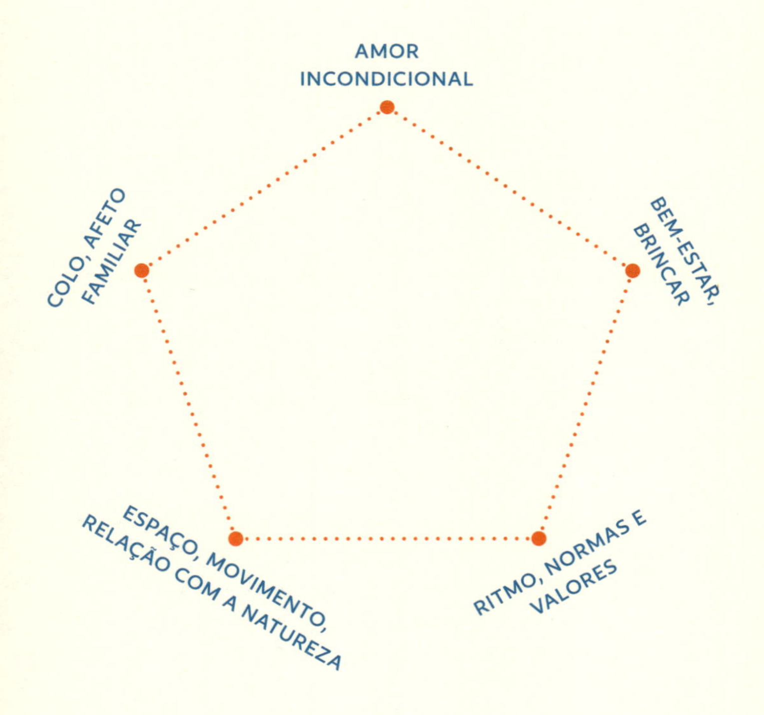

ESPAÇO, MOVIMENTO E RELAÇÃO COM A NATUREZA: Quando a criança nasce, é preciso segurar sua cabeça — bem maior que o corpo — e embrulhar os membros. A vida passa muito rápido, não é mesmo? Logo ela vai começar a se virar no berço, se arrastar pelo chão, engatinhar, sair andando e correndo para cada vez mais longe, em busca de seu ideal.

Antes disso, ela vai brincar bastante. Quanto mais condições para brincar, melhor para ela. Brincar é o berço da criatividade e da autonomia de que ela vai precisar no futuro. Os seus maiores aprendizados são pela experiência direta, pelo contato com a natureza: a água é para se molhar, a areia da praia é para construir castelos, a árvore é para subir.

A natureza é uma grande mãe. É nessa época que o corpo físico está mais aberto a influências exteriores. A criança é como uma esponja: tudo o que ela absorve contribuirá para a formação do seu caráter.

Como era o seu contato com a natureza na primeira infância? Do que você gostava de brincar? E qual o espaço que você tinha para brincar?

AMOR INCONDICIONAL, COLO, AFETO FAMILIAR: Como a criança está desenvolvendo o seu sistema neurossensorial, cada poro é uma portinha para o mundo, por onde ela absorve todas as impressões. Cada terminal nervoso da sua pele capta o que existe ao redor e transmite a informação diretamente para o sistema nervoso central. Sua alma vibra com a atmosfera anímica do entorno, e isso ressoa dentro da criança. Para que essas sensações não a perturbem ou a deixem excitada e nervosa, ela precisa ser aconchegada, e o calor do colo empurra a individualidade da criança para dentro de sua base corpórea.

Essa consciência original se expressa por meio de uma enorme fantasia — o trovão estrondoso que entra pelos seus ouvidos, o vento que sopra e pode carregá-la para longe, o cachorro com dentes enormes. Ela precisa, então, ser resguardada e ao mesmo tempo estimulada na sua imaginação, para que na vida adulta possa desenvolver uma consciência expandida.

Qual é sua primeira lembrança de um instante de amor? Quais eram seus principais medos? E suas maiores fantasias?

BEM-ESTAR, BRINCAR: A vida emocional da criança depende totalmente do nível de tensões do meio ambiente. Um sorriso, uma cara feia, rugas de preocupação, um olhar cheio de esperança, de impaciência, de tédio, de desespero, o pavor das brigas, o prazer dos abraços: tudo, mas tudo mesmo, afeta o desenvolvimento de sua vida anímica.

O lema para criar uma realidade social saudável na infância é: “O mundo é bom!”. Por isso, um ambiente de confiança recíproca, onde é permitida a presença dos avós, onde há um grau saudável de estabilidade nas relações familiares, vai desenvolver na criança um senso de positividade, de solidariedade e de valores básicos de cidadania e fraternidade.

Como era o ambiente emocional da sua casa? E como eram as relações familiares?

RITMO, NORMAS E VALORES: Hora de dormir, hora de acordar, hora de tomar banho. A vida humana transcorre entre o nascer e o pôr do sol, entre o dia e a noite, entre a vigília e o adormecer. Tudo na nossa vida está em mudança contínua, mas o sol nasce e se põe todos os dias, e a cada dia temos um novo amanhecer e ganhamos uma nova vida. Ritmo combina com vida, e a vida flui na rotina. Esse é o padrão que sustenta o desenvolvimento saudável do ser humano em todas as fases de sua biografia.

Qual era a sua rotina diária nessa fase? Você fazia as refeições com a família? Como era a hora de brincar? E a hora de dormir?

Criança aprende por imitação. O que ela copia do comportamento dos adultos é real e concreto. A imitação gera autoconfiança e gratidão, porque o exemplo é uma das maiores forças morais do ser humano. O sentimento de autoconfiança que ela porventura possa carregar consigo desde a infância vai ajudá-la a enfrentar obstáculos futuros, porque lhe possibilitará reconhecer o que é bom enquanto o bem ocorre. Gratidão traz plenitude. O sentimento oposto à gratidão é a indiferença, que contribui para exacerbar o ego, enquanto o que promove autodesenvolvimento é a conexão com o bem comum. A criança que não aprendeu a desfrutar do que tinha vai alimentar, no futuro, uma eterna insatisfação. E quem não se satisfaz com pouco não se satisfaz com nada, como disse o filósofo grego Epicuro.

A biografia de A. é um precioso exemplo de como as trajetórias de pais e filhos se relacionam. Os pais se casaram jovens porque a mãe tinha engravidado. Ainda não tinham saído da adolescência. Os desafios de autodesenvolvimento deles se refletiram diretamente na educação da filha. Eles tinham uma dose dupla de responsabilidade: cuidar dela e, ao mesmo tempo, cuidar do próprio Ser, organizar as próprias vidas, lutar pela sobrevivência, buscar o seu lugar no mundo, competir por posição profissional.

A estrutura dos avós supriu muitas das necessidades da neta, criou uma moldura para a sua infância. As férias passadas no sítio, as pescarias, o lombo dos cavalos, o leite puro da vaca a ajudaram a desenvolver uma constituição física robusta, mas não a impediram de ser exposta precocemente a enormes tensões emocionais. Por exemplo, que a sua rotina tivesse tantos altos e baixos, que ela fosse esquecida na escola, que houvesse tantas mudanças de casa e tantas incertezas. Hoje, A. carrega consigo uma permanente necessidade de ser cuidada, o que a deixa em desvantagem nos relacionamentos. Apesar disso, é uma adulta resiliente, dona de uma capacidade de se recuperar de situações de crise e de aprender com elas. É como ela mesma diz: "Atualmente, eu tenho plena consciência de que vivo as minhas escolhas".

Já na infância de P. o pai e a mãe estavam atravessando os 30 anos, a fase biográfica em que afloram os principais conflitos da vida interna, o que coloca o indivíduo bem no centro do furacão emocional de sua biografia. O palco onde esses confrontos se sucedem é a vida familiar. Guerreiros perseverantes, eles estavam no auge da vitalidade, trabalhavam muito e estavam focados na conquista intelectual e material, mas carregavam reminiscências negativas das próprias infâncias. Ambos, pai e mãe, tinham vivenciado muito medo e ameaça à própria existência. Esses sentimentos interferiram na educação das suas crianças: nas compensações ("Não vá sofrer como eu sofri!"); na insistência de padrões de comportamento e tradições ("Funcionou para mim!"); ou quando se identificavam demasiadamente com os desafios dos filhos e exacerbavam a proteção ("De novo, não, nós não vamos deixar!"). P. tornou-se uma adulta autoconsciente e altruísta. Com o sentimento constante de que carrega o mundo nas costas, é ligada no 220. Percebe que lhe faltou espaço para ser criança e que, na infância, os medos e a insegurança predominaram na formação de sua essência. Ela convive até hoje com a voz interna a lhe perguntar: "O que eu faço é porque eu quero ou é porque os outros querem?".

Os primeiros anos da vida de A. foram passados em uma realidade daquelas que lembram as descrições de Guimarães Rosa sobre o sertão, a faixa geográfica onde a natureza impõe grandes exigências à luta diária do ser humano pela sobrevivência.

A família dele morava em um bairro em expansão de uma cidade grande. A vida era dura no meio do nada, e dentro de casa não era muito diferente: mãe cuidadora, exigente, regras rigorosas, tarefas divididas por todos. Ambiente repressivo, austero. Tudo era pecado. A. era forçado a rezar e a pedir a bênção a um pai indiferente, de quem não se lembra sequer de ter recebido um abraço. Não existia privacidade nas camas de armar onde dormiam dois, e a luz do lampião intensificava os medos noturnos. A aspereza da sua vida material contrastava com o privilégio de poder brincar até não poder mais. Fora de casa, muito espaço para correr no meio da vegetação rasteira, tomar banho de chuva, jogar bolinha de gude e fazer seus carrinhos de rolimã.

Mas a rigidez que A. viveu no seio de sua família não lhe permitiu desenvolver uma sensação de bem-estar, um dos sentidos básicos que desenvolvemos na infância e que ao longo da vida ajuda a atravessar situações de estresse. No mundo de hoje, ele agarra as coisas com unhas e dentes e não desiste por nada. Raramente baixa a guarda e está sempre tenso.

PERGUNTAS PARA O SEU DIÁRIO

— Como era a arquitetura interna da casa que você considerava o seu lar? Desenhe a planta dessa casa.

— Quais cores predominam nas suas

lembranças? Quais são os cheiros da sua infância e os sabores das comidas de que você gostava?

— Como era a sua rotina diária? Semanal? As refeições em comum? A hora de brincar? A hora de dormir?

— Do que você gostava de brincar? Qual era o espaço que você tinha para brincar?

— Como era o ambiente emocional da sua casa?

— Como eram as relações familiares — avós, tios, primos?

— Quais eram as crenças familiares? E os tabus?

— Você teve festas de aniversário? Como eram as comemorações de datas especiais para a família?

— Como era o seu contato com a natureza na primeira infância?

— Tem lembranças de férias em família? Viagens de lazer?

— Qual é a sua primeira lembrança de um instante de amor? E de momentos de bem-estar e aconchego?

— Quais eram os medos recorrentes?

— Quais eram as suas maiores fantasias?

— Quais foram as suas questões de saúde?
E como foram tratadas?

2. Puberdade — dos 7 aos 14 anos

Ninguém vem a saber de nada além daquilo que se ama. E quanto mais profundo e mais completo o conhecimento, mais forte, mais poderoso e vivo deve ser este amor e fervor.
Goethe

Na trajetória biográfica, identificamos duas correntes de tempo que se cruzam e influenciam o desenvolvimento de uma pessoa. Uma corrente vem do passado, que se manifesta em tudo aquilo que, no ser humano, é forma e estrutura (por exemplo, a sua constituição física) e expressa as disposições pré-natais de sua natureza. A outra vem do futuro e antecipa tudo o que está em processo de transformação e de evolução na sua vida e que ainda está oculto como um germe, escapando à observação direta.

As características físicas que uma criança traz ao nascer são herdadas de pais e antepassados e predominam nos sete primeiros anos de vida.

Na puberdade aflora o temperamento, uma predisposição natural da vida anímica do indivíduo que ainda pertence à corrente do passado. Ele se mostra, nessa fase, como a nossa tendência de humor, nosso grau de sensibilidade e nosso modo inato de reagir ao que vem do mundo.

É uma herança personificada na base corpórea e, como tal, determina alguns dos aspectos da expressão emocional na puberdade, mesclando-se com a vida anímica própria do púbere que desponta.

OS TEMPERAMENTOS

Existem quatro tipos básicos de temperamentos que definem nossa natureza, nosso jeito de ser. Nós temos características de todos eles, mas há sempre um predominante, como um tempero que rouba o gosto dos outros. Cada temperamento dá um colorido à forma como a criança se relaciona e define a sua tendência a ser introvertida ou extrovertida.

Tem criança que gosta de andar nas pontas dos pés, se socializa rápido e facilmente se interessa por qualquer coisa, mas sua curiosidade logo passa, porque ela está continuamente mudando o foco. São as sanguíneas.

Tem criança que traz muitos tesouros no seu mundo interno e isso a mantém muito voltada para si, tornando-a pensativa. É alguém que não gosta de se expor e que tende a se manter de sobreaviso. São as melancólicas.

Tem criança que flui no ambiente, assim como a água. É sonhadora, não tem interesses definidos, é pouco ativa e adora a sensação de conforto que o estômago cheio lhe proporciona. São as fleumáticas.

Tem criança que tem vontade forte, é ousada, se joga na ação e gosta de estar à frente nos jogos. São as coléricas.

No seminário sobre educação Erziehungskunst, de 1919, realizado em Dornarch (Suíça), Rudolf Steiner se referiu a essas quatro formas de temperamento, antes reconhecidas e descritas por Hipócrates e Aristóteles, e acrescentou a essa antiga teoria duas qualidades que ajudam a definir esses tipos. São elas: energia e excitabilidade.

Energia diz respeito à força de uma pessoa para sustentar e suportar, sua capacidade de resiliência. Excitabilidade indica a pessoa "ligada" a uma grande capacidade de reagir, sua velocidade ou lentidão para apreender uma impressão e dar uma resposta. Energia e excitabilidade são atividades anímicas ligadas respectivamente ao querer e ao pensar.

O sanguíneo tem pouca energia e grande excitabilidade. É muito sensível a qualquer impressão nova e a apreende muito rapidamente. Mas sua energia não sustenta o seu interesse inicial, então ele logo muda o foco da sua atenção.

O melancólico tem muita energia e pouca excitabilidade. Apesar do grau baixo de excitação, tem grande energia para se apropriar de conteúdos diversos e se aprofundar neles.

O fleumático tem pouca energia e pouca

excitabilidade. Reage sem muita excitação, e sua energia se dilui no tempo de que precisa para tomar decisões e sustentar as suas iniciativas.

O colérico tem muita energia e grande excitabilidade. Uma pessoa colérica sustentará o interesse em algo por um tempo considerável.

Na fase adulta, ao se tornar consciente dessa herança em sua bagagem emocional, o indivíduo pode educar o seu temperamento, colocando-o a serviço do Eu. Isso significará interagir de forma consciente com as situações da vida: se mostrar colérico e impor sua vontade quando for necessário; ser melancólico e refletir antes de agir; pegar leve em algumas situações e deixar a própria vida fluir, como um fleumático.

Com qual dessas tendências você se identifica?

A puberdade começa com a troca dos dentes, sinal de que a criança está pronta para intensificar o aprendizado baseado em raciocínio. É quando a cabecinha começa a comparar, deduzir e tirar conclusões.

Os dentes são o elemento mais duro do nosso organismo, e a expulsão dos dentes de leite é um dos sinais de que o sistema nervoso central está pronto. Então, inicia-se a fase em que o ser humano vai amadurecer o seu sistema rítmico. Quatro batimentos cardíacos para uma respiração, dezoito respirações por minuto, 25 920 respirações por dia são os padrões universais do seu estado emocional que ainda é fortemente dependente do meio ambiente, mas já tem um pêndulo: os sentimentos.

A via do aprendizado na puberdade passa pelo coração. Se o aprendizado for de cunho muito abstrato, pode dificultar o desenvolvimento do pensamento lógico. Os professores conseguem melhores resultados quando se tornam autoridades amadas por trazerem o mundo para a sala de aula. Você se lembra de quando os alunos escreviam recadinhos de amor para a professora? O coração batia acelerado!

A puberdade é o primeiro round da socialização. Antes disso, não valeu. Na primeira infância, a criança acredita que tudo lhe pertence: o ursinho do vizinho é dela, a pá do menino do parquinho também é dela, e ela nem percebe onde deixou a que levou. É absorvida pela sua própria brincadeira.

Aos 7 anos, ela já tem melhores amigos, já percebe que tem de negociar ou entrar em embates e, se tiver irmãos ou irmãs, já treina em casa. Tem dia em que ela é repreendida porque está raivosa; tem dia em que está magoada porque ninguém quis deixá-la entrar na brincadeira; tem dia em que experimenta rejeição porque todo mundo parece ser diferente dela. Daí para a frente, a sociabilidade vai se tornar cada vez mais importante.

Como era a sua vida social nessa época? Você tinha muitos amigos? Algum em especial era muito íntimo? Quais eram o seu papel e a sua posição na turma de amigos ou colegas de escola?

O tempo da puberdade voa, e a aquisição da habilidade social vai garantir os bons relacionamentos ou as frustrações nos futuros círculos sociais da sua biografia. O que ocorre nessa fase é fundamental para a qualidade da maturidade psíquica posterior.

Por volta dos 9 anos, você deve ter experimentado sensações desconfortáveis de que nem todos os seus amigos eram iguais. É nesse momento que o ser humano experimenta pela primeira vez uma sensação de solidão, em uma fase chamada de rubicão — nome que faz referência à travessia do rio Rubicão feita por Júlio César em 49 a.C., sob proibição do senado romano —, cujo significado é "um passo que não tem volta". No caso das crianças, é o momento em que elas percebem as diferenças que existem entre si e os demais: um é mais pobre, outro mais forte, outro mais calado, outro com a cor da pele diferente da sua, e por aí vai.

D. viveu intensamente seu rubicão. Quando tinha 9 anos, a família se mudou de bairro e D. foi arrancada do seu meio social. Não houve tempo para ela se despedir. Sua cadela foi doada porque não havia espaço na futura moradia. Na nova escola, não conhecia ninguém. O seu temperamento melancólico se exacerbou e ela se tornou ainda mais introspectiva. Não queria estar ali, e em casa não encontrava espaço para falar do que acontecia dentro dela. A menina, então, se fechou no seu próprio mundo e imaginava histórias de sofrimento nas quais ela mesma e as pessoas ao redor eram os personagens. Aprendeu, assim, a se conectar com uma paz interna, a mergulhar na espiritualidade. Até hoje ainda trava uma luta interna para sair de si e ir para o mundo.

Você se lembra da sua primeira sensação de solidão? Lembra dos medos que te assombravam nessa época? Como era a relação com os seus pais e com os adultos mais próximos nesse momento?

Ser uma autoridade amada pelo filho ou pela filha na fase de 7 a 14 anos significa ser um intermediário entre o mundo lá de fora e a realidade protetora de que eles precisam para se desenvolver, estando ao lado deles e sendo pessoalmente um portador dos valores que prega. Quando uma criança atravessa a puberdade, seus pais estão normalmente próximos dos 40 anos. Muitas das motivações que os orientaram na conquista do mundo foram alcançadas, outras foram ultrapassadas, outras ainda não foram atingidas e outras se mostraram inalcançáveis. *"How can I give love when love is something I ain't never had?"*, a canção "How?", de John Lennon, ressoa nos ouvidos dos pais enquanto estes lutam com as suas próprias crises de desenvolvimento e os desafios de crescimento dos filhos, reabrindo as suas feridas emocionais, reacendendo as antigas dores de rejeição, das humilhações sofridas, das quebras de confiança, das vergonhas que passaram.

Por volta dos 12 anos, a vergonha é uma sensação recorrente. Os púberes assumem feição própria, as transformações corporais se aceleram, partes do corpo se emancipam do conjunto, surge a implicância com o tamanho do nariz, com a perna grossa (ou fina), com o cabelo... A produção dos hormônios da sexualidade se intensifica e a vida anímica entra em resguardo. Tudo o que não queremos é que os outros saibam o que estamos sentindo. É a época dos amores platônicos, e o bullying pode estar correndo solto na escola.

F. veio do Nordeste do país e tinha referências culturais diferentes daquelas que encontrou na escola onde foi parar aos 13 anos. De cara, foi chamado pelos mais velhos de "esquisito", "orelhudo", "baiano". Internamente, sentia-se superior, mas passava boa parte das aulas ausente, sonhando, olhando pela janela e viajando no espaço. O professor de educação física veio em seu socorro, introduzindo-o no basquete. Ali ele descobriu uma velocidade absurda, tornou-se figura central na distribuição do jogo. Passou de nerd esquisitão para "o cara" do basquete e ganhou o lugar de atleta do ano.

Como foi essa fase para você? Sentia muita vergonha? Lembra-se de algum amor platônico?

F. foi da escola da esquina para outra com proporções de clube. A nova escola expandiu seus horizontes sociais e espaciais: ela adorou o centro de artes e fez novos amigos. O ensino era sistemático, duro, mas F. era a boa aluna da fileira da frente. Sabia responder rapidamente aos testes, mas tinha grande dificuldade com a redação "O que você fez nas férias?". Ela travava porque não encontrava o que contar. A família não costumava viajar. Também tinha vergonha de sua casa. Era ela que ia à casa dos amigos. A escola se tornou o espaço onde exercitava sua liberdade.

O caminho da liberdade de ser começa na pré-adolescência. Internamente, ocorre uma disputa entre a predisposição a "ser quem eu sou" e a "ser como querem que eu seja". Lá do seu íntimo, a criança percebe o verdadeiro caráter dos adultos à sua volta, mas não tem ainda a segurança suficiente para deixar as suas desidentificações transparecerem. Resultado: começa a aprender a fazer cara de paisagem quando a mãe fala, a rolar os olhos, a olhar para os lados, a fixá-los na telinha...

O que fazer, então, para criar um bom ambiente para o desenvolvimento emocional nessa fase e oferecer suporte educacional? Uma das regras de ouro difundidas pela maioria das correntes pedagógicas é: ***abrir espaço para a arte***. A arte faz ponte com a vida emocional, ajudando a estruturar os sentimentos. Vale para toda a família se expressar no cotidiano através de poemas, contos, mitos, pinturas, música. O aprendizado de um instrumento musical, por exemplo, ajuda a desenvolver sensibilidade para escutar o pulsar da vida em todas as coisas. Outra das regras de ouro é: ***estabelecer regras, rotinas***

estruturadas e rituais diários. Quando organizados, os ritmos do dia, da semana e do ano proporcionam ao sistema familiar um senso de segurança, continuidade e pertencimento. Realizar rituais religiosos de veneração pela realidade espiritual ajuda todos os membros da família a enfrentarem mudanças, pois isso amplia os horizontes emocionais. Como diz Rudolf Steiner: "É de suma importância que, na puberdade, os mistérios da vida sejam apresentados sob a forma de alegorias, antes que eles [os púberes] os enfrentem como lei da natureza".

A natureza tem um efeito mágico e calmante sobre o ser humano nessa fase da vida. A sua ordem, a perfeição e a harmonia estimulam a formação do senso estético natural da puberdade e produzem a sensação de que o mundo é belo.

Muito importante: não crie expectativas exageradas, sempre estimule o jogar limpo e seja justo e leal ao agir, porque a justiça é um dos valores mais importantes para a criança nessa fase.

E para você? Como transcorreu a sua puberdade?

PERGUNTAS PARA O SEU DIÁRIO

— Você sentia algum acolhimento, sentia-se parte da família?

— Com quem você se identificava? E com quem se desidentificava?

— Quais eram as regras de convivência, os direitos e deveres e os principais valores da sua família e da sua comunidade?

— Havia rituais religiosos na sua família?

— Houve estímulos à educação artística?

— Quais eram as suas áreas de estudo preferidas?

— Que tipo de estudante você era?
O da primeira fila, do meio ou do fundão?

— O que você queria ser quando crescesse?

— Quais foram os adultos que o influenciaram?

— Quem eram os seus melhores amigos?

— Como se dava a sua integração nos grupos?

— Com o que se confrontou no seu processo
de socialização?

— Você passou por algum tipo de bullying?
Tinha apelidos?

— O que interfere até hoje na sua relação
social? O que ajuda?

— Quais os esportes que você praticou?
Qual era a sua posição no time?

— Como lidou com as alterações do corpo?

— E com o despertar da sexualidade?

— De que parte do seu corpo você mais
gostava? E de que parte menos gostava?

— Quem eram os seus amores platônicos?

— E as suas primeiras experiências de
aproximação íntima física — beijos,
abraços e amassos?

3. Adolescência — dos 14 aos 21 anos

A verdade não consiste somente na verdade científica, e o adolescente deve poder ter oportunidade de externar o que traz dentro de si, para que ele possa dar nascimento a uma personalidade livre disposta a posicionar-se frente ao mundo.
Gudrun Burkhard

A adolescência está chegando mais cedo nos dias de hoje. A queda do paraíso é veloz. Em termos do desenvolvimento humano, "cair do paraíso" significa que aquele pré-adolescente estava andando pelo mundo sonhando e de repente acordou e caiu na real.

Existem passagens na jornada biográfica que todos temos de atravessar, mas cada um transpassa do seu jeito. Cada um é um, e precisa andar nos próprios passos. Até a sua maturidade sexual, o ser humano anda pela Terra em um estado emocional de pertencimento, de união familiar, e encontra referências de si no espelho da sua comunidade. Esse estado emocional leva a consciência de si e do mundo a permanecer em certo estado onírico. Com o despertar da sexualidade e da vida dos instintos, o adolescente se percebe diferente, e com essa "queda na real" é comum ocorrer uma desmistificação dos pais. Ele pode não saber bem quem é, mas jura para si mesmo que não vai ser igual ao pai e à mãe.

O desabrochar da individualidade que marca a passagem pelos 14 anos está relacionado à maturidade dos órgãos da sexualidade, ao gradual amadurecimento do sistema urogenital. A vida emocional do adolescente oscila entre os modos alto e baixo: ora ele é bem comunicativo, ora se fecha como uma concha e se refugia no seu próprio mundo. Muitas vezes, acalenta uma visão própria de como deveria ser o mundo — perspectiva essa que, por ser naturalmente idealista, bate de frente com a sua realidade material.

Como era a sua relação com os seus pais nessa fase da vida?

É nesse momento que o caráter de uma pessoa se torna visível, através do seu olhar, das suas atitudes, das suas intenções. O caráter é uma somatória das predisposições, da educação recebida, e uma expressão do grau de harmonia entre o querer, o sentir e o pensar, as três grandes forças da alma humana.

Inspirado nas qualidades planetárias da mitologia grega, o pedagogo holandês Max Stibbe descreveu as principais características dos tipos anímicos — uma expressão da individualidade que está desabrochando e se manifesta de dentro para fora — que se revelam na adolescência e dão pistas de futuras qualidades de liderança.

Tipo intelectual (*Lua*): mentalmente bem ativo, se destaca pela memória e pelo acúmulo de conhecimento, valoriza a organização do ambiente e os laços familiares. Exerce liderança nas situações em que a saúde e as forças vitais precisam ser preservadas.

Tipo dinâmico (*Mercúrio*): amável, espontâneo, tem um pensamento bem associativo e grande capacidade de adaptação. Exerce liderança em situações nas quais existem forças estagnadas que precisam ser colocadas em fluxo. É muito necessário em processos de mediação.

Tipo estético (*Vênus*): afável, humanista, leva em consideração os sentimentos de todos e tem inclinação para filosofia, arte e misticismo. Tende a ser subjetivo e se perder entre as simpatias e antipatias. Exerce liderança onde são necessárias forças de empatia e compaixão.

Tipo agressivo (*Marte*): pragmático, realista, se posiciona e fala o que sente, indo direto ao ponto. Tende a ser belicoso. Tem grande capacidade para atuar nos embates e vencer as adversidades. Exerce liderança nos processos de transformação e reformulação.

Tipo dominante (*Júpiter*): tem uma visão mais ampla e estratégica, gosta de organização e guarda certa distância dos outros, tendendo ao formalismo. Exerce liderança quando se trata de fazer justiça e refazer a ordem em prol do bem comum.

Tipo autoconsciente (*Saturno*): é o tipo

responsável, que encara tudo com seriedade e profundidade e busca até a exaustão a essência das coisas. Exerce liderança ao atuar em situações nas quais a identidade de algo precisa ser protegida.

Tipo cordial (*Sol*): é o tipo positivo, altruísta, que consegue reunir em si todas as demais qualidades a serviço do seu ideal e do ideal comum. É um tipo raro! Exerce liderança em processos de integração e harmonização.

A adolescência é a época de sonhar com o que parece impossível, mas esses sonhos merecem ser lembrados. No futuro, eles serão uma pista importante para que você concretize a profecia de Aristóteles que diz: "Onde os meus talentos e paixões encontram as necessidades do mundo, lá está o meu lugar".

Mas nem sempre isso é possível. Para A., por exemplo, a adolescência não veio acompanhada de sonhos claros. Nos seus 16 anos, ela queria entender por que nada fluía bem na sua vida. Tudo era inalcançável; achava a vida dura. Aos 17 anos, decidiu ser psicóloga na expectativa de que a escolha lhe ajudasse a entender suas questões internas. As condições financeiras da família exigiam que ela trabalhasse para pagar a faculdade. Ela conseguiu conciliar faculdade e trabalho, mas muitas vezes não tinha dinheiro para comprar o lanche. No segundo ano da faculdade, já começou a estagiar, e o anseio por autoconhecimento, que fora o impulso inicial da sua escolha, encontrou eco na área relacional do mundo corporativo. No ambiente do trabalho, enxergou as suas dúvidas refletidas em outras histórias biográficas, e esses espelhos a ajudaram a entender questões existenciais dela própria. As relações com parceiros e colaboradores a fortalecem e contribuem no direcionamento de suas capacidades e talentos; com pulso firme, A. se dá bem na sua atuação profissional e vai alcançar, na maturidade, a autonomia emocional e material que almejava ter na adolescência.

Quais os sonhos que você acalentava na adolescência?

Todo adolescente precisa ter liberdade, responsabilidade e oportunidade. A postura autoritária em relação a ele, já se sabe, só serve para alimentar revolta, fuga para outras realidades (oferecidas pelas drogas, por exemplo), além de exacerbar o distanciamento afetivo e não favorecer a autoestima.

Liberdade rima com responsabilidade. Todas as ações, sejam elas de natureza construtiva ou destrutiva, têm consequências para o indivíduo, para a família, para a comunidade e para o mundo. Sem poder exercer a liberdade, não aprendemos essa grande lição.

Oportunidades ajudam o adolescente a fazer uma ponte com a realidade, crescer e se tornar uma grande pessoa. É muito importante que o adolescente possa ganhar o mundo, assumir riscos, ser voluntário em uma ONG, estudar fora de casa, enfrentar desafios e ter a audácia de ser diferente. Na adolescência, precisamos cruzar as fronteiras da tribo familiar. As novas tribos e as marcas comerciais são os territórios onde tentamos firmar a nossa identidade externa: tribo de artistas, tribo de atletas, tribo de esquerda, tribo de direita, tribo de místicos, tribo de veganos, gangues, torcidas de futebol...

As tribos se formam em torno de ídolos. A pose e o personagem nos concedem uma identidade de fora para dentro. As pessoas que se tornam referências inspiradoras para nós são aquelas que amam o que fazem. Na adolescência, nos espelhamos naqueles que se destacam por saberem fazer algo com tal maestria que se transformam no herói ou na heroína que nos resgata do risco do anonimato e enfatiza nossa individualidade. Os nossos amigos tribais são os nossos confidentes. São eles que sabem das nossas dúvidas, das nossas aspirações. Somente eles nos entendem. Todos nós, na adolescência, queremos andar os próprios passos, acalentamos um grande anseio pelo que é genuíno. É comum que o modo de vida em família anterior esteja sendo superado, então o terreno em casa pode estar escorregadio e as crises de desenvolvimento pessoal dos pais podem perturbar essa busca pelo que é verdadeiro.

Quando botamos o pé na estrada, temos de fazer as nossas próprias escolhas — pelo que eu quero lutar, quem vou querer ser. Fazemos muita besteira imitando o que está à nossa frente.

Qual era a sua tribo? E quem eram os seus ídolos? Quais foram as principais mudanças que ocorreram na sua vida familiar?

A escolha da faculdade causa um rebuliço na vida em família. É como se fosse o fim do mundo — a derradeira escolha! Tem criança que desde o colo foi destinada à escola que a prepararia para o vestibular.

R. adora os bichos, a vida ao ar livre. Faz os testes vocacionais e recebe biologia como resultado. O pai, feliz, faz uma promessa para ela passar no vestibular, e ela entra em uma universidade federal. Um ano se passa e R. odeia o ambiente, as disciplinas. Bancando a decepção do pai, volta para o cursinho e escolhe comunicação social. Curso certo, tudo faz sentido, a vida flui e, no segundo ano, vai estagiar e encontra o primeiro chão do seu lugar no mundo.

Como foi o fim da sua vida escolar e a escolha da sua área de especialização? Quais foram os passos que você deu em busca de autonomia?

No final da adolescência, passamos pelo primeiro nó lunar da nossa biografia, um grande divisor de águas. Do ponto de vista da sabedoria astrológica, o nó lunar é um ritmo celestial que demonstra que a Lua está na mesma posição do dia do seu nascimento. De acordo com a astrologia, isso ocorre a cada dezoito anos, onze meses e nove dias.

A Lua não tem luz própria, ela reflete a luz solar. Fazendo analogia com a esfera emocional do indivíduo, o Sol é a luz da consciência, enquanto a Lua é a escuridão da alma. Ao refletir a luz solar, a Lua ilumina o caminho do inconsciente, do vir a ser. Do ponto de vista do seu desenvolvimento, isso significou o encontro da sua primeira rotatória de vida, em que você teve de escolher a saída para ir em busca do seu lugar ao sol.

Nesse estágio da formação da corporalidade, que vai do nascimento aos 21 anos, podemos considerar dois nascimentos. O primeiro foi, no início da etapa, o nascimento físico, e o segundo é no final dessa fase, como coroamento da maturidade física: o nascimento do Eu aos 21 anos.

Assim refere-se Rudolf Steiner ao nascimento do Eu: “Cada um pode chamar ‘eu’ apenas a si mesmo. Ao designar-se como ‘eu’, cada um concede, em seu íntimo, um nome a si. Quando se torna capaz de dizer ‘eu’, o ser humano se constitui um mundo por si”.

PERGUNTAS PARA O SEU DIÁRIO

— Como tinha evoluído o ambiente familiar a essa altura da sua vida?

— Quais eram os níveis de liberdade e responsabilidade de que você desfrutava?

— Você tinha espaço próprio, físico e emocional?

— Quais eram os seus anseios e sonhos de realização futura?

— Quais as suas reais possibilidades e as oportunidades que lhe foram oferecidas? Ou que você buscou?

— Qual era a sua tribo, as turmas com as quais se identificava?

— Você fez viagens nesse período? Como foram essas viagens?

— Você teve experiências com álcool/ drogas nesse período? Como foram essas experiências?

— Quais foram os seus namoros? Como evoluiu a sua vida erótica afetiva?

— Houve vivências de perdas afetivas? Como foram?

— Quem foram as pessoas que influenciaram a sua vida nessa época?

— Quem eram seus ídolos?

— Como se deu o processo de escolha vocacional?

— O que mudou quando você entrou na universidade?

— Como se delinearam os horizontes de sua vida?

— Lembra-se de algum evento específico na época do segundo nó lunar? De que maneira isso foi determinante no rumo da sua vida?

— Onde e como você estava aos 21 anos?

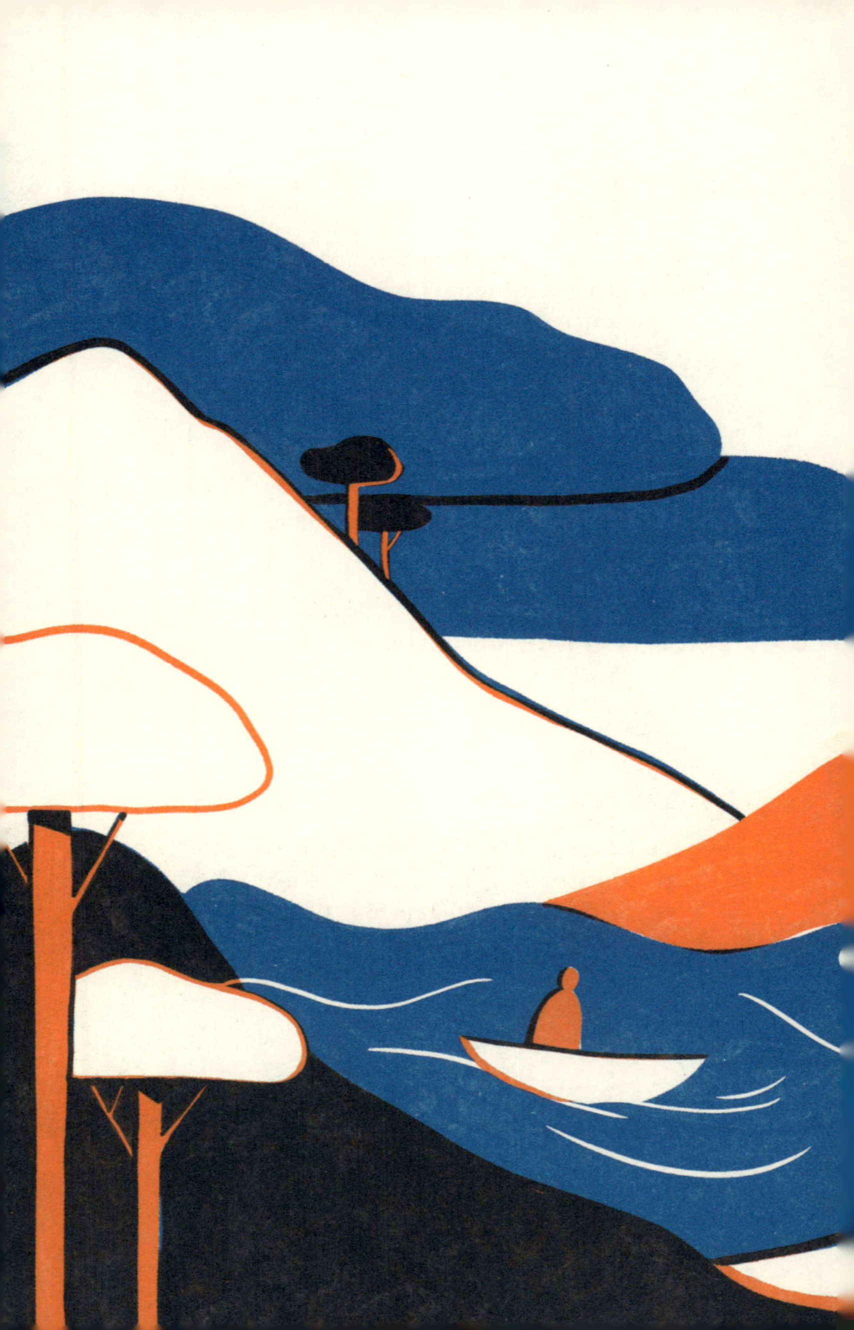

PARTE II

Do que sofremos? — *dos 21 aos 42 anos*

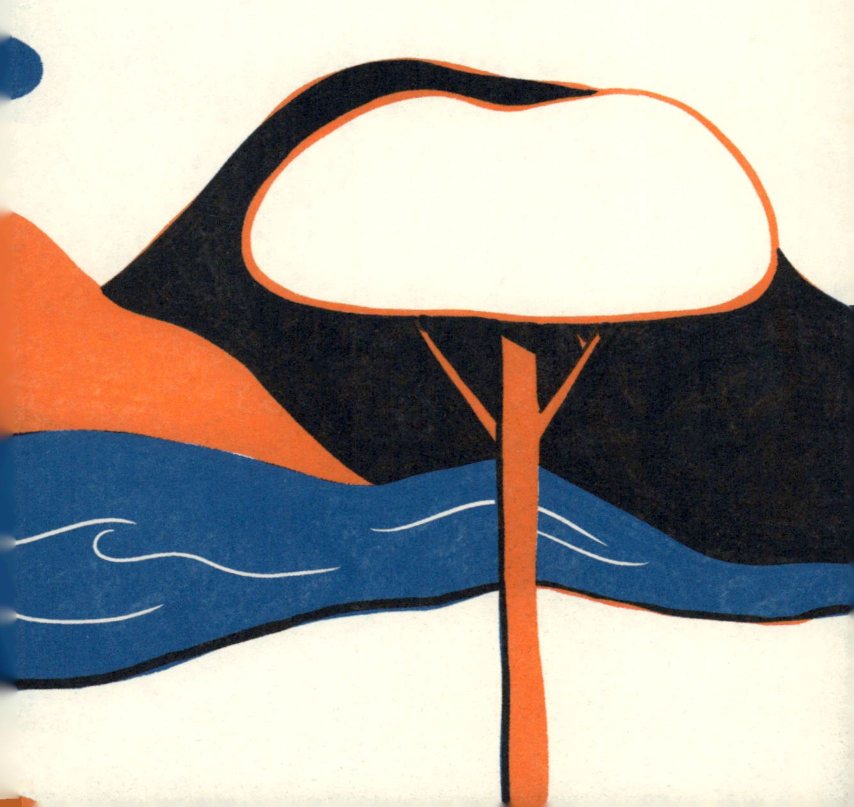

4. Juventude — dos 21 aos 28 anos

A canção que vim cantar na vida, será que
já foi cantada antes de mim?
Rabindranath Tagore, *Poesia mística*

Aos 21 anos, entramos no mundo por nossa conta e risco, e as experiências vão se transformar em conteúdo interno próprio. Nosso legado emocional vai estar em diálogo com os novos valores adquiridos na luta pela vida. Durante esse longo percurso, os desafios e as possibilidades de autodesenvolvimento estão sempre presentes. Isso significa amadurecer.

Ora somos cabeça, ora somos só coração, ou estamos a mil por hora na ação. A vida emocional do jovem oscila entre o pensar, o sentir e o querer, mas uma dessas forças tende a predominar. O principal desafio de desenvolvimento dessa fase é tornar-se um maestro, um *band leader*, e sintonizar essas três forças para que elas cantem e toquem a sua canção de vida.

A característica da alma da sensação da juventude é um forte impulso para a ação acompanhado de uma capacidade de tocar a realidade, vivenciá-la intensamente, confrontá-la com as próprias emoções. O jovem é como o centauro, figura mitológica da Grécia Antiga; a razão não permeou por inteiro o seu ser. O peitoral (sentir) e a cabeça (pensar) foram humanizados, mas o corpo é o de um cavalo cheio de vigor.

P. terminou a faculdade aos 22 anos, com a carreira já em ascensão. Dava tudo de si, era bem avaliada. Mas já convivia com o questionamento: isso que eu faço é o que quero mesmo fazer? Um ano depois, pede demissão, pega o dinheiro que tem guardado e a máquina fotográfica e vai dar a volta ao mundo. Torna-se uma viajante e, por oito meses, conta as suas experiências em um blog de viagens. Depois de, por certo tempo, ampliar os horizontes e conviver com a diversidade humana, volta e retoma a carreira. Seu questionamento inicial se torna uma constante, uma bússola que irá orientar e diversificar as suas futuras iniciativas profissionais.

O sentir na juventude é um permanente estado de euforia na troca com o mundo. As interações, seja com pessoas, seja com situações, são impregnadas por vivências de identificação ou rejeição. Nós nos relacionamos por identificação ("Você gosta do que eu gosto?"); nos fundimos apaixonadamente com quem nos identificamos ("Só vou se você for!"); nos sentimos protegidos pela providência divina ("Eu sou especial, vai dar certo!"). Acreditamos na nossa própria opinião, que é visceral, e abrir mão dela equivale a abrir mão de nós mesmos. Somos movidos por anseios, muitas vezes por fantasias, e facilmente guiados por alguma ideologia.

Como somos jovens, cheios de vida, o céu é o limite e empurramos todas as dificuldades para o lado. O risco está na oscilação, em se perder na experimentação e se tornar o eterno jovem, que não consegue estabelecer vínculos profissionais, não consegue constituir a própria família, não consegue encontrar um lugar para consolidar as ideias.

A. era praticamente adotado pela família da namorada. Os dois um dia iriam se casar. Mas, antes, queria morar sozinho, ter as próprias coisas. Já trabalhava, já sentia o gosto do sucesso, mas gastava tudo o que ganhava. Sua vida emocional era muito instável, sentia-se naturalmente atraído por outras garotas. Muita água passou por debaixo da ponte da sua juventude até ele se firmar afetiva e profissionalmente.

"O que será que acham de mim?" O apreço, o reconhecimento e as referências de si estão fora, dependem das sugestões dos outros. Entramos em delírio quando somos elogiados e despencamos quando somos criticados. Esse é o típico e empolgante estado emocional da juventude.

Na juventude, a nossa insegurança é encoberta com poses e modelos. O sentir é tão potente que achamos que conhecemos tudo, que as experiências nos dão autoridade, e adotamos aquele ar de "sabe-tudo". E nem bem uma experiência ocorre, o aprendizado já se esgota. E se parte para outra.

A nossa segurança é construída com uma incansável experimentação, com acertos e erros e com a vontade de ser bom em algo, de ser perfeito, de atender a todas as expectativas. A alma está sempre inflamada e vive entre os altos e baixos emocionais, tomada pelas simpatias e antipatias.

No início da juventude, vivemos em turmas. São muito comuns nessa fase as redes de relação fechadas, construídas com base na ideologia, organizadas pela identificação entre os que delas participam. Verdadeiros clusters que se interligam e podem funcionar para fazer do mundo um lugar melhor. Ou gangues unidas pela intenção de colocar tudo abaixo porque o próprio ponto de vista é considerado o único verdadeiro.

Os hormônios turbinam o nosso querer. O mundo é um lugar a ser descoberto, conquistado, explorado; os horizontes são amplos; as metas, imediatas. O céu é o limite! Existe uma expectativa de que "tudo vai dar certo"; se não der, partimos para outra.

Nas universidades e nas oportunidades de estágio, aprendemos a ser especialistas, bons em algo, adquirimos capacidades técnicas. Mas encobrimos a falta de experiência e a insegurança natural com os papéis que assumimos.

As corporações do mundo financeiro fazem sua colheita profissional entre os que estão nessa fase da vida. São os anos de aprendizado técnico e treinamento profissional do aprendiz. Ou a acomodação na situação "Minha vida está resolvida para sempre!".

M. foi efetivado no escritório de direito onde fazia estágio. Financeiramente não era promissor, mas era seguro. Ele era bom em se adaptar, dedicava-se de corpo e alma. Era uma empresa familiar, e M. criou a expectativa de ser tratado como um dos membros da família. Aos poucos, foi percebendo que tinha o ônus de sócio, mas não o bônus. Muito lá na frente, acabou se desligando por iniciativa própria. Saiu com a convicção de que os anos de aprendizado tinham acabado. E com a questão: "Como eu aguentei por tanto tempo este lugar?".

Fincar a bandeira no primeiro território que alcançamos na vida pode, no futuro, minar a autoconfiança e provocar sensações de vazio existencial.

Nessa fase, podem surgir certos distúrbios no desenvolvimento. Quando a conexão corpo e alma encontra-se comprometida, seja por questões de saúde, pelo desgaste com a experimentação desenfreada, pela dureza da vida, pelas exigências da condição financeira, seja por outros motivos, o jovem entra em estado depressivo — daquele tipo que se fecha no quarto, enfia a cara no computador ou não larga o celular, conectado ao mundo virtual, mistificando a realidade, enquanto lá fora a vida quer ser vivida! Outro tipo de jovem pode cair na armadilha das drogas ou do consumo desenfreado. Ou se enterrar nos estudos e na aquisição de conhecimento técnico e intelectual, na busca pelo status acadêmico, pelo desempenho brilhante.

Embora a disposição para manter a afetividade familiar predomine, a desidentificação com os pais surgida na adolescência pode virar um conflito geracional, e muitos confrontos e rompimentos podem ocorrer.

As variáveis são muitas.

Alguns jovens se fecham para dar conta das frustrações, das decepções, do medo de não dar certo na vida. Não conseguem enxergar um lugar onde a sua visão do mundo, ainda idealizada, seja bem-vinda. Outros jovens, com a alma tomada pelo sentimento de impotência diante da vida, se revoltam, usam suas forças para destruir coisas, atacar o outro, pegar o que querem na marra. A juventude torna-se transviada.

Por sermos jovens e a vida nessa fase estar cheia de possibilidades, temos chances de nos ligarmos a alguma iniciativa que pode nos levar à plenitude da vida profissional. Se o nosso ideal é encontrar algum tipo de suporte na realidade material, temos a oportunidade de fazer desabrocharem nossas capacidades, nossos talentos, nosso potencial humano. O ideal move montanhas.

Nem sempre visível, às vezes enterrado, o ideal continua a viver na lembrança espiritual e é a marca da nossa individualidade. Aquilo para o qual nascemos não é de natureza egoísta; pelo contrário, é o passaporte para nos fazer cruzar as fronteiras do bem comum.

Aos 24 anos, S. já estava casada, tinha seu trabalho, seu carro, sua casa e estava finalmente na faculdade.

Tudo conseguido com muita batalha, trabalhando dia e noite. Desde a adolescência engajada nos treinamentos das lideranças missionárias, no trabalho comunitário, nos problemas sociais. Tudo começou aos 14 anos, quando foi fazer o seu primeiro retiro em uma comunidade missionária. Na ocasião, sentiu que passara por um grande processo de transformação. Já trabalhava para ajudar a família e sentia-se pressionada pelas responsabilidades financeiras. Depois do retiro, percebeu que a sua vida adquiriu outro sentido, impactada pelo sentimento de que tinha chegado "em casa". Começou a fazer trabalho voluntário nas campanhas contra a fome e a ajudar em tudo o que fosse preciso — no jardim, na construção, na cozinha. E foi se apropriando das suas qualidades de liderança, adquirindo uma formação humanitária que forjou seu caráter e se tornou o alicerce de sua biografia.

A consciência de si e do mundo nessa fase é como um pássaro com asas poderosas: ela sobrevoa as experiências. Mas, na passagem para a fase adulta da vida, por volta dos 28 anos, as asas da juventude cairão! O jovem pela primeira vez olha para trás, para o primeiro trecho percorrido da longa jornada que tem pela frente. É um impulso natural do final dessa fase da vida, a primeira retrospectiva, que vem quase sempre acompanhada de uma prestação de contas a si mesmo: "O que fiz com as possibilidades que eu vislumbrei aos 21 anos?".

Essa pergunta pode gerar questionamentos: "Será que estou otimizando os meus talentos? Será que os estou desperdiçando? Será que os congelei, me especializando demais? O que tenho a comemorar?". A juventude termina com uma crise de talentos, a primeira crise de identidade: "O que estou fazendo da minha vida?". Só a continuidade da trajetória vai trazer as respostas.

PERGUNTAS PARA O SEU DIÁRIO

- O que você almejava profissionalmente na adolescência?
- Quais eram as suas reais possibilidades?
- Quais foram as suas principais conquistas?
- Quais foram os principais desafios?
- Quais os limites com os quais se deparou?
- Que experiência profissional adquiriu?
- Qual era a sua qualidade dominante?
- Quais os potenciais que se transformaram em capacidades?
- Que papéis você assumiu? Qual o papel que mais pesou?
- Nomeie algumas das críticas que o abateram.
- Quais os elogios que o enalteceram?
- Nomeie pessoas que influenciaram as suas escolhas.

— Quais foram os encontros mais importantes dessa fase?

— Como foram os relacionamentos amorosos?

— O que contribuiu para a sua segurança emocional?

— Quais eram os seus pontos de vista a respeito do mundo?

— Qual a ideologia que o orientava? Quais as crenças?

— Que novas perspectivas se abriram nessa fase?

— Quais ideais se tornaram realidade?

— Que novas motivações surgiram?

— Qual interesse da juventude perdurou?

— Que talentos você deixou para trás?

5. Fase adulta — dos 28 aos 35 anos

O que quer que possa fazer ou sonhar fazer,
comece. A ousadia encerra em si mesma
genialidade, magia e poder. Comece agora.
Goethe

Depois da juventude, chegamos à fase adulta, em que nos tornamos capazes de tomar as rédeas da situação e organizar a vida de uma forma que sirva aos nossos propósitos. Transformamos, em parte ou completamente, os valores e normas herdados da família e do meio ambiente da infância e da puberdade. Os valores próprios vão legitimar as nossas ações e ajudar a consolidar nosso lugar no mundo. A carreira, os bônus, o anseio da casa própria ou o desejo de ter uma família são pontos relevantes desse momento.

É a estratégia para atingir o que almejo. "Com licença, eu não tenho tempo a perder." A ação do dia a dia precisa ser planejada; as metas, definidas, gerenciadas, concretizadas. "O que é meu e o que é de quem está comigo vêm em primeiro lugar." Os combates são diários: a melhor escola para as crianças, um bom plano de saúde, status, previdência etc. Estamos sempre ocupados, pulamos de uma tarefa para outra, sempre procurando estar bem informados, sempre estabelecendo conexões e tentando nos adaptar às novas situações.

Esse é o estado típico da alma do adulto, quando, através do diálogo entre a razão e o coração, tendemos a ordenar e conduzir a nossa vida.

O adulto, que já foi como um centauro, agora é como o condutor de carruagem, outra figura mitológica da antiga Grécia. Ele segura firmemente as rédeas nas mãos e conduz sua carruagem pelos caminhos que determina. Tudo é possível e só depende do esforço pessoal. Nessa fase, a capacidade racional de olhar para o mundo, se apropriar das percepções, absorver a realidade e criar uma autoridade interna traz uma grande sensação de autonomia, de poder e de força de competitividade.

A oscilação interna entre a racionalidade e os sentimentos cria alguns dramas no cotidiano. As vozes internas são verdadeiros grilos falantes que questionam muitas das ações. Essas vozes estão gravadas no berço dos valores de família e da comunidade — e não dão sossego: são ruídos! O murmúrio das alegrias e feridas da infância, as regras da educação recebida, as frustrações da puberdade, as mágoas do bullying do ensino fundamental, os padrões de comportamento adquiridos, os sonhos da adolescência... Esse conteúdo emocional está armazenado nos ossos, na musculatura, nos órgãos, nas células do corpo, no padrão genético, e gera muitas das questões que alimentam os conflitos.

F. queria muito formar uma família, mas tinha medo da maternidade. Quando nasceu o primeiro filho, ela ficou sete meses em casa, de licença. Sentia-se em uma clausura. Tinha medo de ficar sozinha. A mãe e a sogra se alternavam para lhe fazer companhia. Tornou-se obcecada com os horários do bebê. A fixação com a perfeição congelava o seu coração, fazia com que ela se sentisse como uma pedra. Sempre fora assim. Desde ser a primeira bailarina a ser a melhor em tudo.

É preciso desenvolver muita habilidade social para não fazer uma maçaroca entre as questões emocionais e as situações externas. Ter disposição para o confronto ajuda a consolidar o lugar no mundo, mas não ajuda com as amizades, em casa, no casamento e na família. Para que as relações não sejam massacradas, para que o egocentrismo, a competitividade e o conflito, típicos dessa fase de desenvolvimento, não sacrifiquem o relacionamento, vale o princípio básico que norteou os Jogos Olímpicos da era moderna: jogar limpo, jogar justo.

ETAPAS DA BIOGRAFIA HUMANA

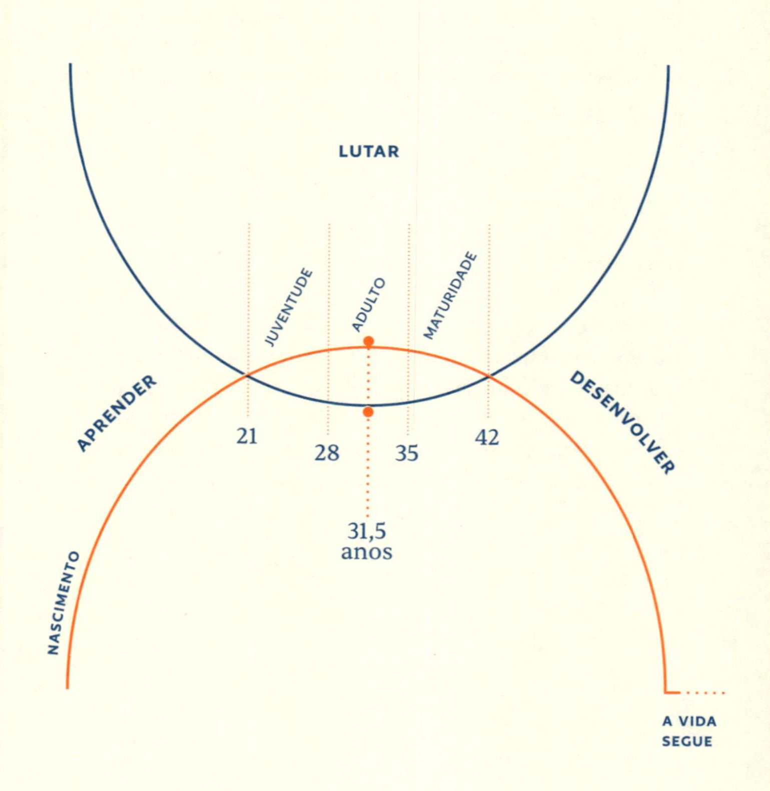

C. saiu do interior para fazer faculdade na cidade grande. Com o término dos estudos, veio a pressão da luta pela sobrevivência. Já tinha decidido o que pretendia fazer: entrou no mundo da publicidade, tornou-se competente, aprendeu a ser durona e a sobreviver ao ritmo alucinante de trabalho. Uma hora, não aguentando mais a pressão, ela e o namorado venderam o que tinham e, com a cara e a coragem, foram viver por um ano no exterior. Depois da trégua, ela voltou para uma segunda fase da luta e foi encontrar seu lugar no mundo dos grandes eventos corporativos. Ao fim do setênio, ela descobriu que a luta continua: o novo desafio é contrabalançar a intensa vida profissional com a vida afetiva do casamento e do nascimento dos gêmeos.

Quando se chega aos 31,5 anos, as curvas de vitalidade e consciência, ambas no ápice do seu próprio movimento, criam um campo de tensão. A curva biográfica da autoconsciência já atingiu seu ponto mais profundo e faz um contraponto com a curva da vitalidade, que está no auge.

Por volta dos 33 anos, a tendência é nos sentirmos oprimidos, "enterrados vivos" pelas condições de vida criadas a partir das escolhas que fizemos e das decisões tomadas. "Será que foi com esse estilo de vida que eu sonhei um dia? Será que é isso o que eu vou fazer pelo resto da minha vida? O que ainda preciso fazer para consolidar a minha vida? Será que eu quero me casar? Ter filhos? Será que estou sendo igual ao meu pai? Será que estou seguindo o mesmo caminho da minha mãe?" Essa é a síndrome emocional do crucificado: ao mesmo tempo que ficamos paralisados pelo sentimento de que algo essencial se perdeu nas exigências externas da vida, essa realidade emocional contém a possibilidade da ressurreição.

A. se desencantou com o trabalho. Chorava, pensava em largar tudo. Começou a bater de frente com os colegas e com a liderança. Queria sair da empresa, mas não conseguia, embora se inscrevesse em vários processos seletivos. Chegou emocionalmente ao fundo do poço, e ali percebeu que tinha de controlar a sua necessidade de fazer sempre o que achava que era o certo. Que tinha de permitir que as coisas fluíssem, atender ao que a vida lhe pedia. Esse confronto interno resultou em reconciliação com os próprios valores e uma mudança de comportamento que a tornou referência para pares e liderados.

Os impulsos para uma renovação, nesse meio da fase, vêm carregados de energia; afinal, a vida pode mudar da noite para o dia! Estamos mais profundamente dentro da nossa corporalidade e podemos atuar cada vez mais a partir de nós mesmos para ascender na vida. Temos autoconsciência e vitalidade para realizar o que o nosso Eu nos determina. No grande cenário do desenvolvimento biográfico, essa fase espelha a puberdade. Lá atrás, aos 12 anos, dependíamos de autoridades externas. Aqui, precisamos empossar internamente a autoridade própria.

Encontramos orientação para a vida nessa

recém-adquirida autoridade interna. Podemos pegar nas mãos o fio condutor da nossa vida.

H. tinha 31 anos e dois filhos quando seus pais se separaram. Não tinha um bom relacionamento com o pai. Ele nunca estivera presente na sua vida, e o alcoolismo tinha sugado a energia de toda a família. Com a separação, o pai voltou a beber, a gastar mais do que podia. H. olhava tudo à distância, até que a situação se agravou e a condição do pai se tornou ainda mais precária. Ele se viu obrigado a intervir e a trazer o pai para a sua casa. Precisou de uma grande dose de boa vontade e persistência para resgatar a relação com o pai, que conseguiu encontrar serenidade como avô enquanto viveu.

Se a nossa biografia evoluiu dentro do padrão das curvas de desenvolvimento (a curva da evolução da consciência de si e a curva biológica), aos 35 anos podemos estar cruzando um arco do triunfo, um marco que ilustra a grande força de conquista que tem a alma da razão nessa fase da vida. Os arcos do triunfo foram monumentos erguidos na Antiguidade por líderes militares para comemorar suas vitórias e suas expansões territoriais. É atribuída a Júlio César, em 47 a.C., a frase: "Vim, vi e venci!". Podemos considerar que ela expressa o sentimento básico do indivíduo aos 35 anos.

Se a ênfase ficou na dobradinha "penso e faço", a vida afetiva provavelmente foi penalizada, uma vez que o fato de estarmos sempre ocupados não nos deixa tempo para o que é importante. A tendência é nos tornarmos o dono ou a dona do mundo.

Se os sentimentos ficam em segundo plano, a vida interna se empobrece. Sentimentos têm vozes. Quando você os escuta e se acostuma a levá-los em consideração, a objetivá-los, você passa a confiar neles, e essa autoconfiança se reflete no bom andamento das relações. Uma vida anímica fragilizada reflete-se nos dramas de relacionamento, que podem torná-lo refém e protagonista de muitos conflitos.

PERGUNTAS PARA O SEU DIÁRIO

— Onde você criou raízes?

— Que áreas da sua vida foram consolidadas?

— Quais as novas perspectivas e motivações que surgiram?

— Que novas oportunidades você gerou para si?

— Quais eram as principais pressões e exigências da sua vida?

— Qual era o nível de coerência da sua vida?

— Qual era o seu grau de liberdade emocional e autonomia?

— Quais os padrões de comportamento que se fixaram? Com quais você rompeu?

— Quais as normas antigas que o oprimiam?

— Quais dos seus sonhos foram
desmistificados?

— Que temas o faziam ficar entre a razão
e o coração?

— Quais problemas foram ignorados?

— Quais as ilusões que persistiram?

— Quais as verdades internas
que o sustentavam?

— Quais os medos constantes
que o assombravam?

6. Fase da autoconsciência — dos 35 aos 42 anos

Pensei que poderia prender a minha vida com meu invencível poder e que isso poderia me deixar em imperturbável liberdade. Noite e dia trabalhei e, quando os elos da minha vida estavam feitos e inquebráveis, descobri que as correntes aprisionavam a mim mesmo.
Rabindranath Tagore

Caminhar pelo mundo sentindo-se um "ser à parte" marca o início da maturidade. Diferentemente da juventude, quando fomos em busca do nosso lugar no mundo, e da vida adulta, quando consolidamos nosso lugar no mundo, a experiência emocional da maturidade é: "Lá está o mundo, e aqui estou eu! O que de lá tem a ver comigo?".

Continuamos a desenvolver autonomia de pensamentos, de sentimentos, e queremos fazer o que é da nossa vontade. Nós nos tornamos individualizados, autoconscientes, conscientes da realidade e críticos. Enxergamos com muita clareza o que está errado. Estamos de posse da autoridade interna, que foi edificada de experiência em experiência de vida.

A dinâmica da vida emocional oscila entre o ter e o ser. Em relação ao ter, algumas das motivações que orientaram a conquista do nosso lugar no mundo — tais como a necessidade de reconhecimento, poder, status, prestígio, bem-estar material, bem-estar familiar, satisfações imediatas dos desejos, compensações pessoais etc. — começam a perder intensidade. Eram as estrelas brilhantes no horizonte da vida, e muitas foram alcançadas, outras foram ultrapassadas, outras ainda não foram atingidas e outras se mostram inalcançáveis porque nos deparamos com alguns limites próprios.

O tema do ser torna-se então uma questão existencial. "Espera aí! Quem eu sou de fato?" Ninguém escapa dessa pergunta. Para alguns, ela é mais consciente; para outros, cria um incômodo emocional, um estado permanente de insatisfação. As fronteiras da consciência estão se ampliando, e se por um lado temos uma visão mais distanciada do mundo, por outro esbarramos nos limites da nossa existência pessoal.

Nessa fase encontra-se historicamente, desde a Renascença, a humanidade inteira. Ao longo da história ou da biografia da humanidade, o ser humano atravessou períodos em que amadureceu outros aspectos de sua vida emocional e de consciência.

Os antigos povos do Oriente olhavam para as estrelas em busca do divino. O antigo povo grego olhava para a natureza e para os ciclos do cotidiano em busca de respostas às suas questões fundamentais de conhecimento. O ser humano moderno olha para si em busca de sua essência.

O fato de vivermos como humanidade na época da alma da consciência nos faz andar pelo mundo como seres solitários, andarilhos, com necessidades crescentes de privacidade, de espaços onde possamos nos refazer da rotina estressante, onde possamos olhar para dentro de nós mesmos e lidar com as nossas inquietações. A curva da vitalidade já entrou em suave declínio.

C. acorda todos os dias com a sensação de que precisa de um novo modo de vida. Há pouco tempo, deu um festão para comemorar os seus quarenta anos, depois de enfrentar uma fase de doenças e mortes na própria família e na do marido. Atualmente, não são mais os problemas emocionais que predominam na sua vida. C. já validou a sua experiência e a competência profissional, tem liberdade de ação, mas algo dentro dela anseia por emancipação. Percebe que tem uma questão existencial para a qual não encontra respostas na vida material.

"Apesar de tudo, sinto-me só." Devido ao processo de individualização, o tipo de interesse pelo outro, que era natural na juventude (quando andamos em turmas) ou na fase adulta (quando encontramos parcerias), não ocorre mais. Temos necessidade do tipo de contato de "eu e eu". A relação com o outro se dá a partir do meu mundo interior: o que vive em mim que encontra ressonância no outro e me faz querer caminhar e atuar com ele? O interesse autêntico pelo outro está amarrado ao grau de interesse no desenvolvimento próprio, no conhecer bem a si mesmo. A autoeducação, nessa fase da vida, torna-se tarefa social.

Achamos que, pelo contrário, "é melhor ficar só", é "mais produtivo". Entretanto, logo percebemos que, para lidar com a sensação de isolamento e também para crescer e agregar valor ao mundo, precisamos desse grau de convivência e entendimento. Faz parte do destino do ser humano o fato de que ele só se desenvolverá através do outro e com o outro na cocriação de novas realidades.

Muitos casamentos e parcerias não alcançam esse patamar de relação. A instituição do casamento ou a parceria permanecem, mas as pessoas sentem-se sós e incompreendidas.

C. tem um casamento no qual os papéis, as responsabilidades e os propósitos estão definidos, o que garante uma boa convivência. Quando a situação demanda doação, porém, ele percebe que a iniciativa sempre tem de ser sua. Os embates sucessivos que essa dinâmica cria na relação provocam distanciamento, o sumir de cena, o dormir sem dar boa-noite. Isso lhe causa um grande desconforto de sentimentos.

A resposta à carência emocional da nossa época foi o surgimento de uma sociedade globalizada, que tende a se ligar de maneira impessoal e artificial através de comunicações modernas e à distância, como a internet e o celular. Além de conviver com a nossa própria solidão, convivemos com o medo gerado pelo egoísmo generalizado.

Dr. Edward Bach, o médico britânico que desenvolveu as conhecidas essências florais, dizia que a causa fundamental das doenças estava no egoísmo. "Eu sou assim e pronto." Quando exacerbado, o individualismo natural da alma da consciência facilmente nos conduz a um estado egoísta, que tende a erguer uma muralha em nossa volta e a perpetuar a abordagem materialista e racional da nossa biografia. O que era lei natural em uma fase da vida em outra torna-se um impedimento para o nosso desenvolvimento. Paramos no tempo, corremos o risco de nos transformar em materialistas áridos, sem afetividade, em permanente estado de criticismo, o que significa sofrimento para nós mesmos e para os outros.

NÓS LUNARES NA BIOGRAFIA

Uma visão do ponto de vista da astrologia

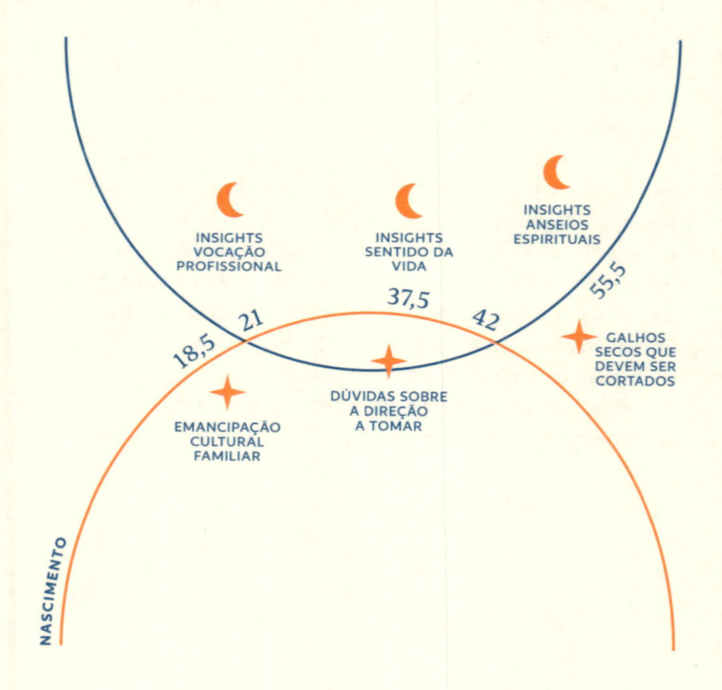

***Nó lunar** — avisa que a Lua está no mesmo ponto em que estava no momento do seu nascimento. Isso ocorre a cada 18 anos e meio. Em termos da jornada biográfica, chegamos a uma rotatória na qual temos que pegar a saída que vai nos levar na direção da evolução individual. É um momento de emancipação das forças que antes nos sustentavam.*

Por volta dos 37 anos, chegamos ao segundo nó lunar. Em termos da jornada biográfica, isso significa que precisamos pegar a saída que vai nos levar na direção evolutiva da nossa vida. Deixamos para trás o caminho percorrido e temos a chance de esvaziar, mais uma vez, parte da mochila que carregamos nas costas. Na nossa jornada, temos de nos emancipar continuamente do legado anterior, e fazem parte desse processo a aceitação e a compreensão profunda das escolhas feitas durante a nossa trajetória. Esse é o sentido de fazer de si um ser livre, mesmo que os problemas pareçam insolúveis. Na fase anterior, da alma da razão, nos deparamos com questões que eram concretas. Nesta fase, da alma da consciência, lidamos com questões existenciais.

Depois de passar pelo nó lunar, temos de permanecer firmes na direção da nossa vida para poder lidar, lá na frente, com a famosa crise dos 40 anos. "A vida começa aos 40", diz a sabedoria popular. Os 40 anos trazem questões novas, e no trabalho biográfico essa crise chama-se "crise de autenticidade". O autêntico é tudo o que é genuíno, próprio, e o sentimento de crise ligado a isso foi bem descrito por Carlos Drummond de Andrade no poema "E agora, José?": "quer ir para Minas,/ Minas não há mais. José, e agora?".

Depois de termos edificado a estrutura da nossa vida, chega um momento em que questionamos tudo. "É isto o que eu quero para mim? Este trabalho, estes parceiros, estes filhos, estes vizinhos, estes funcionários, estes pares, este estresse diário, este estilo de vida? E agora? O que faço com a minha vida?

O que tudo isto tem a ver comigo? A quem eu sirvo?" Temos urgência de encontrar uma esfera de atuação na qual possamos expressar a qualidade pessoal, uma atividade que possa exprimir de forma mais precisa quem somos nós.

Depois do nascimento das gêmeas, J. deparou-se cada vez mais com a instabilidade financeira do marido. Ele não se encaixa no papel de provedor. Até então, as economias eram separadas, mas com o crescimento da família as dificuldades dele passaram a interferir na relação do casal. Ela começou a pegar pesado com ele: "Você é uma babá bem cara". Além do mais, não se sente tranquila em relação ao futuro. Acha que estagnou profissionalmente. "Como vou reorganizar a minha vida? Por onde começo?"

"Este sou eu, mas eu não sou este! Onde é o meu lugar?" A crise de autenticidade repercute no trabalho, na relação de casal, na relação com os filhos, com os sócios etc. Estamos sempre na iminência de pegar o celular, a chave do carro, o que quer que seja, e ir embora! Somos facilmente ofendidos porque estamos sensíveis, muitas vezes amargando um não reconhecimento pelo "sacrifício de minha vida". Entretanto, permanecemos ocupados com a sustentação dessa mesma vida que questionamos, ou ocupados internamente, tentando entender o que está "se passando comigo e por que não sinto amor".

Essa crise existencial tende a nos deixar mais seletivos e pode nos tornar cativos. O sentimento geral é de que o chão, que antes nos sustentava, já não parece tão firme. Essa sensação não traz necessariamente só ansiedade e angústia; ela pode ser também um estímulo para o desenvolvimento pessoal.

"Tenho vontade de largar tudo e ir embora para o Ushuaia." O grau de responsabilidade e o comprometimento com a carga horária de doze horas de trabalho provocam dores e tensões que interferem no sono de H. "Eu não quero fazer gerenciamento de processos! Quero desenhar projetos que tenham começo, meio e fim." Ela convive com a expectativa de uma mudança de papel na qual tenha uma atuação mais voltada à criatividade. A demanda pragmática da rotina de trabalho a faz se sentir como o ratinho que gira a roda sem sair do lugar.

Do ponto de vista das leis biográficas, essa crise é o limiar para a expansão da consciência e promove a integração entre pensar, sentir e querer. Toda pessoa é capaz de enxergar o sentido da sua existência.

Descobrir ou identificar a missão na trajetória de vida é algo que temos em comum com os antigos andarilhos. "Ao longo da jornada de sua vida, o viajante precisa bater em muitas portas alheias para finalmente chegar à sua própria", disse Rabindranath Tagore. Mas dificilmente isso vai ocorrer de forma automática. É preciso fazer uma síntese a partir das redescobertas de potenciais, dos talentos que não puderam vir à luz, bem como as escolhas feitas na vida precisam ser profundamente compreendidas. Esta é a essência da retrospectiva biográfica: sair de mim, olhar para mim e para a minha trajetória de vida, desmistificar aquilo que não tem a ver comigo e me ligar, conscientemente, ao que é essencial para mim.

Aos 31 anos, M. deixou a rotina do consultório de odontologia, terceirizou a maternidade, ampliou a fronteira do seu conhecimento com um MBA e foi trabalhar no mundo corporativo. O seu objetivo imediato era progredir materialmente. Dois setênios depois, alcançou o desejado patamar da segurança financeira. Mas percebeu um sentimento de perda em relação aos filhos, agora já crescidos, e um vazio interior que o poder material adquirido com tanto esforço não preenche.

Só uma visão mais ampliada pode substituir um embate, uma batida de frente com as escolhas de vida. E a valorização da própria existência se constitui na verdadeira experiência mística.

Aos 42 anos, os nossos passos nos levam a um pico a partir do qual podemos olhar o caminho percorrido. Durante a caminhada, só se podia ver até a próxima curva. Do alto, podemos enxergar onde estamos, de onde viemos e para onde queremos ir.

PERGUNTAS PARA O SEU DIÁRIO

— Você chegou aonde queria?

— Que imagem você fazia de si?

— Você se sentia em plena posse
de suas capacidades?

— O que você fazia refletia quem você era?

— Você se sentia útil à sociedade?

— Quais das suas conquistas dependiam
de consolidação?

— Houve algum tipo de renovação
da sua escolaridade?

— Que mudanças essenciais ocorreram?

— Que novos valores foram surgindo?
Que mudanças eles imprimiram na sua vida?

— Qual era o seu grau de acomodação?

— Quais eram as suas habilidades no trato
com as pessoas?

— Quais eram os feedbacks constantes?

— Qual o seu grau de crítica?

— De que forma você se refazia do trabalho
e da família?

— De que tipo de apoio você precisava?

— O que não ocorreu como deveria?

— O que não o satisfazia mais?

— Quais os sentimentos que o exauriam?

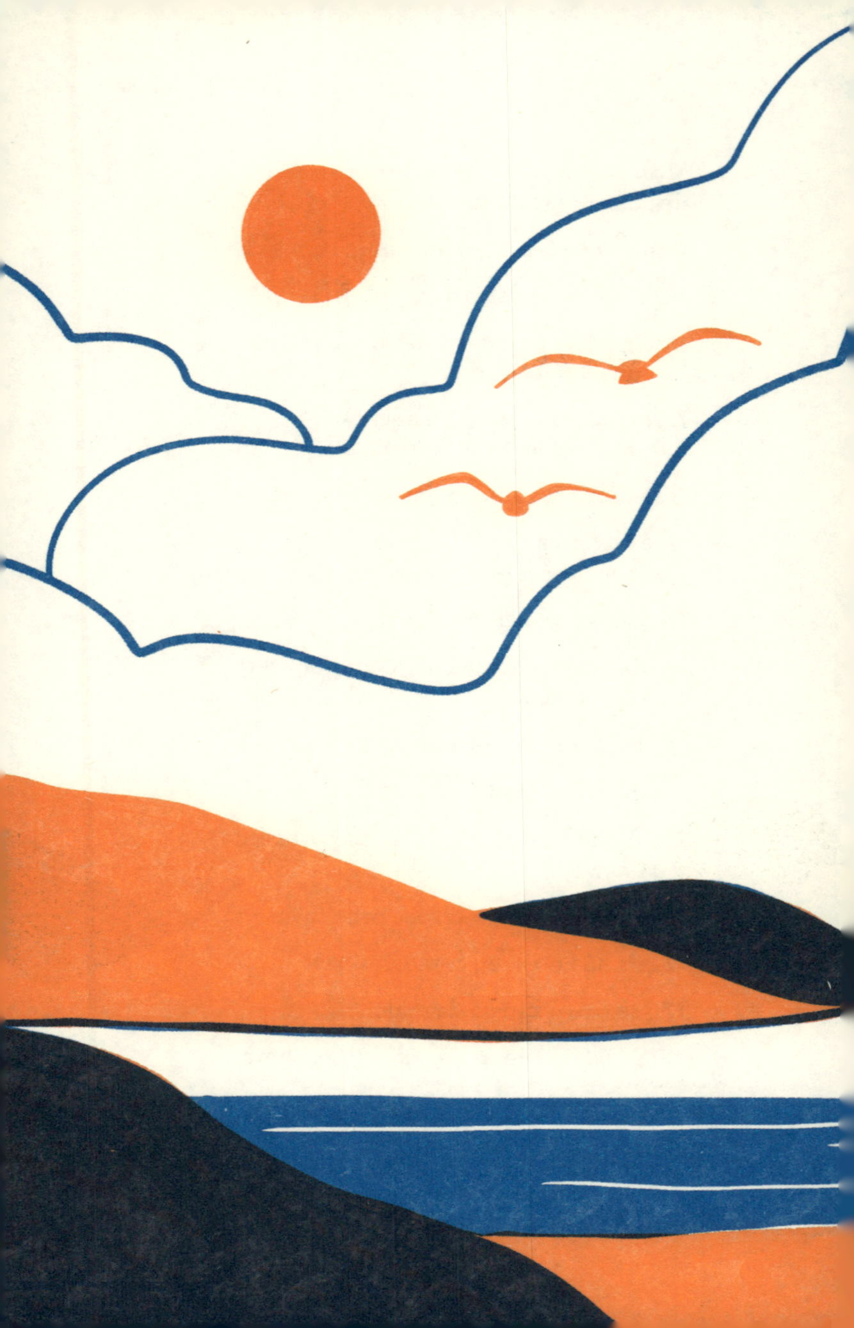

PARTE III

O despertar da nova consciência — *dos 42 aos 63 anos*

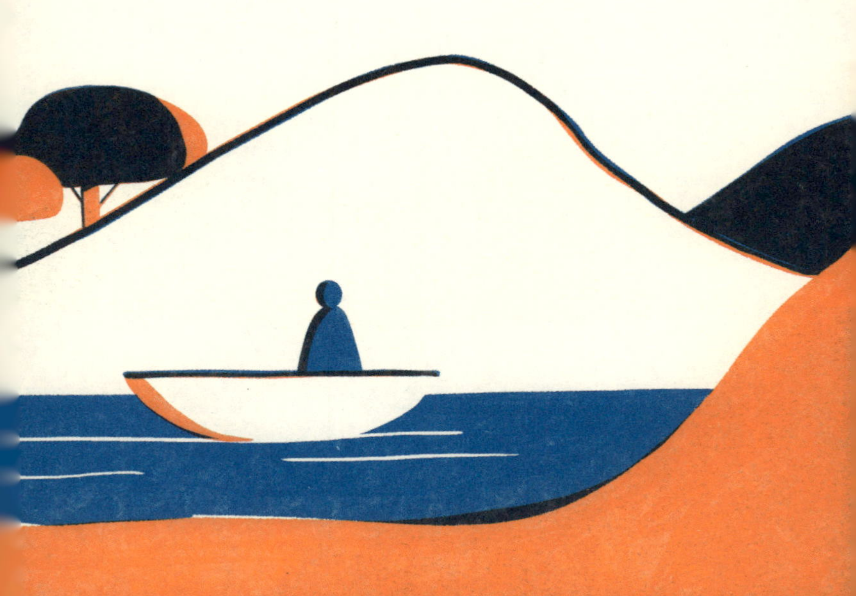

Aos 42 anos, estamos prontos para atravessar a ponte que nos levará à etapa da expansão da consciência, que não tem hora nem dia marcado para acabar. Incentivar esse processo de autodesenvolvimento é o que chamamos, no processo de autoconhecimento biográfico, de "tomar a vida nas próprias mãos".

O gráfico da biografia demonstra que, nessa etapa, a curva da consciência se eleva e a biológica declina. Por volta dos 21 anos, as curvas se uniram e criaram um campo de luta, mas aos 42 anos elas se separam e cada uma segue a própria trajetória, influenciando o desenvolvimento do ser humano de formas diferentes. Em relação à dinâmica entre as duas curvas, temos mais consciência e menos vitalidade. A etapa que vai dos 42 aos 63 anos é a da expansão do pensar, do sentir e do querer, que podem ir além da compreensão intelectual e se tornar novos órgãos de cognição.

O FIO CONDUTOR E A POLARIDADE CONSCIÊNCIA × VITALIDADE

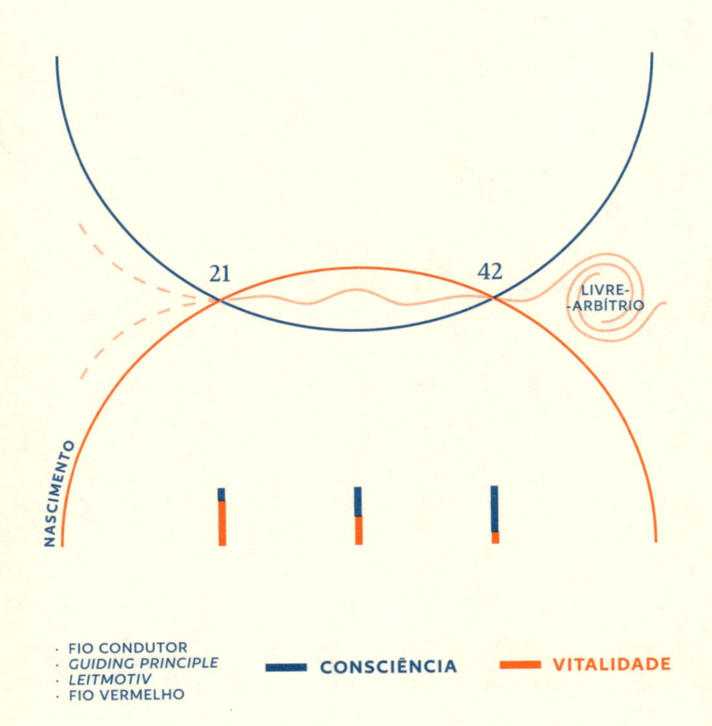

O fio da nossa história mostra a conexão entre os diversos temas da nossa vida.

7. A consciência imaginativa — dos 42 aos 49 anos

Há uma divindade em nós que protege os nossos objetivos, traçando-os tais como os desejamos.
William Shakespeare

Os 42 anos marcam o final do processo de maturidade, dos anos de luta pela aquisição da inteligência emocional. Já nos confrontamos com o que era supérfluo na nossa vida, já tivemos oportunidades de (ou fomos obrigados a) nos despojar de situações que travavam o nosso desenvolvimento.

À medida que nos tornamos mais perceptivos à atuação e à presença de forças cuja existência até então desconhecíamos, a consciência vai passando para outro nível. É um grau de inteligência imediata, de insights, de percepção do verdadeiro que vai além da inteligência intelectual lógica e dedutiva. Através da consciência imaginativa, vivenciamos de novo o mundo, tal como o fazíamos inconscientemente na infância.

A fantasia da criança a torna clarividente; o mundo ao seu redor é vivo, povoado de forças que interagem com ela. Na fase dos 42 aos 49 anos, o pensar imaginativo nos dá *clara vidência*.

Em uma medida maior ou menor, enxergamos a atuação de forças sutis nas situações de vida. Não dá para medi-las ou quantificá-las, mas elas se mesclam, o tempo todo, com as emoções das experiências do cotidiano. A experiência interna é mais colorida e real do que a experiência do mundo físico proporcionada pelos sentidos.

Diferentemente de ver apenas o que está à nossa frente, enxergamos as situações *in motion*: o pensamento observa a vida que flui nas ações, nas trocas com o mundo, nos processos de relacionamento. É como se antes a realidade estivesse fixada e a enxergássemos como fotos em preto e branco, um quadro depois do outro. Ao despertar a consciência imaginativa, vemos no modo vídeo, com as imagens se sucedendo simultaneamente. Esse pensar do tipo visionário nos permite enxergar a partir de diferentes pontos de vista, estabelecer correlações, ligar os pontos, e pode nos presentear com a capacidade de formar metáforas da vida que expandem os nossos horizontes e que falam mais do que muitas palavras.

É como a experiência de assistir a um amanhecer, quando a luz do sol vai banhando a realidade e as coisas ficam mais nítidas, tudo ao nosso redor se torna mais vivo. Conseguimos enxergar a nossa vida! E, nesse movimento, muitas vezes nos damos conta de que as coisas não estão como gostaríamos que estivessem.

"Não aguento mais fazer o que faço." Esse é o desabafo que mais escutamos nessa fase, que é caracterizada pelas transições de carreira para cargos de maior liderança ou para outro campo de atuação profissional. O Eu, como cerne da nossa personalidade, se encontra ainda mais presente internamente. Ele pode ser o guia que orienta as novas escolhas da jornada biográfica com predisposições à ação lúcida, ao discernimento — principalmente na atuação profissional, onde o impulso para desencadear mudanças é imperativo!

O projeto pessoal de M. como artista não se concretizou. Tinha feito artes plásticas, se destacara na faculdade, participara de mostras coletivas. Com o nascimento dos filhos, entregou-se à consolidação da família, que se tornou seu único parâmetro de realidade. Com o marido, a relação afetiva era forte, havia muita reciprocidade, mas os dois tinham formas diferentes de encarar o mundo. Percebeu que renunciara a um ideal e que queria tudo: família e profissão. Pôs a mão na massa com o que tinha e retomou as atividades artísticas, foi se atualizar em um mestrado e se reencontrou em um grupo de trabalho espiritual. Precisava voltar para as suas coisas. Ficar inteira, egocentrada. Começar de novo.

Uma nova qualidade de liderança pode emanar genuinamente do ser e pode se expressar através do conhecimento consolidado pela experiência.

Em termos de liderança ou de convivência mútua com os pares, temos agora a postura sensata de saber compartilhar responsabilidades, de só interferir para melhorar, de delegar. A essa altura da vida, podemos nos permitir ser ainda mais dinâmicos no exercício do poder pessoal.

Já na juventude, M. se interessou pelo trabalho social na igreja que frequentava. A injustiça a incomodava. Seguiu-se o fluxo da vida: casamento, filhos, trabalho. No final dos 40 anos, retomou o voluntariado social com crianças vítimas de violência. Pediu demissão da empresa, vendeu o carro e investiu o que tinha em uma casa para acolher crianças carentes. As primeiras que chegaram eram irmãos e estavam queimados, machucados. Como no início ainda não tinha funcionários, dormia com as crianças. M. foi fazendo marketing nas empresas e em dois anos já sustentava o orfanato, então com trinta assistidos. O marido, a princípio contrário, acabou se dedicando tanto quanto ela. "Percebi que ao longo da minha vida o mundo continuou o mesmo. Sem cura para a violência. Só que eu tinha mudado."

A mudança de carreira pode ser de 180 graus. Para isso, é preciso reciclar o conhecimento adquirido na experiência profissional, renová-lo com ferramentas mais adequadas, expressá-lo em nova linguagem para que ele faça ponte com as recentes abordagens e demandas da realidade. Dentro ou fora dos muros acadêmicos, buscar a ampliação do conhecimento e se munir de ferramentas que permitam estabelecer uma nova relação com o mundo. Essa mudança precisa ser gradativa, consistente, feita com bom senso. É uma guinada de vida que pode fazer desabrochar uma vocação que ficou soterrada na luta pelo ganha-pão. Em muitas biografias, é tempo de um novo aprendizado, em vez de continuar a fazer o que já se sabe fazer. Mais do que nunca, ansiamos por atuar a partir das nossas melhores qualidades! Muitas vezes, nesse momento, procuramos levantar o tapete e resgatar o ideal da juventude, redescobrir o sonho de grandeza da adolescência. Queremos voltar a sentir amor pelo que fazemos. O ideal é a maior referência que se pode ter de si mesmo. É o que faz sentido e traz significado, um fluxo de renovação para o que está estagnado na biografia. Afinal, como disse a médica antroposófica Gudrun Burkhard, "tudo o que se aprende de novo gera forças novas e mobiliza potenciais ainda não usados".

Buscando novas alternativas para sua carreira, aos 44 anos A. foi para a área de consultoria, na expectativa de fazer uma transição da sua atividade profissional. Na nova função, descobriu que caíra na armadilha das próprias ilusões. Sentindo-se fragilizada e frustrada, se retraiu, mas decidiu segurar a posição mesmo sem empenho. Um ano depois, foi demitida. Escolheu se dar um tempo, indo atrás de cursos na área de desenvolvimento humano. Começou com interesse imediato na abordagem técnica, mas encontrou motivação nas novas possibilidades. Redirecionou as escolhas e descobriu que poderia substituir o grau de criticismo e o pessimismo que tanto a estressavam por um sentimento de amor que desperta quando ela se coloca na posição de escutar o outro.

Nas relações de parcerias de trabalho e de casamento, surgem crises provocadas pelas disparidades entre as rotas individuais. Cada um tem o seu próprio caminho de desenvolvimento, e todos querem trilhá-lo em liberdade, sem cobranças. Entretanto, pode ser que as fantasias e ilusões de força e poder percam o brilho nessa fase; e os medos e as inseguranças provocadas pela sensação do declínio podem se agravar. O ego tende a se exacerbar, e corremos o risco de atravessar o portal da nova consciência como se nada estivesse ocorrendo, continuando a forçar a nossa barra, a manter o mesmo ritmo de vida das fases anteriores. O que significa, entre outras atitudes, se agarrar à posição, defender o próprio território profissional como se ele fosse um feudo, embarcar nas ambições ou necessidades dos filhos, depender de compensações materiais para ter prazer, do status para se sentir realizado. São muitas as instâncias do engano e do equívoco. Nessa fase, a instância materialista da vida pode oferecer segurança, qualidade de vida, compensações e um patamar para a realização da missão. Entretanto, a conquista materialista que impulsionou as fases anteriores não tem mais força para sustentar o amor pela vida.

O cultivo da imaginação através da arte e da espiritualidade contribui para que a pessoa nessa fase consolide a sua disposição para enxergar de forma clara e límpida as sutilezas da realidade e dá enorme suporte nas possíveis crises de desenvolvimento que se sucedem ao longo da biografia.

PERGUNTAS PARA O SEU DIÁRIO

- Que novos anseios brotam na sua alma?
- O que não faz mais sentido no mundo que você criou para si?
- Quais são os chamados da vida?
- Quais as portas que estão se abrindo para você?
- Quais são os frutos que estão maduros para serem colhidos?
- Quais são as aptidões que você está resgatando?
- Você tem em vista algum novo projeto profissional?
- Quais são as novas aquisições de conhecimento?
- Nova criatividade? Nova forma de liderança?
- Novas áreas de interesse? Novos hobbies?
- Como vai a sua vida erótica e afetiva?

8. A consciência inspirativa — dos 49 aos 56 anos

Adormeci e sonhei que a vida era alegria,
despertei e vi que a vida era serviço,
servi e vi que o serviço era alegria.
Rabindranath Tagore

Aos 49 anos, damos um novo salto de consciência. Não somente temos a capacidade de enxergar a atuação de forças sutis na nossa vida, como podemos também ser inspirados por elas em nossas ações e relações. O nosso sentir se intensifica como forma de percepção, e tudo nos alcança lá no íntimo. O órgão do sentir é o coração, e, como bem mostra o ditado popular que nos aconselha a "escutar a voz do coração", é ele que vai guiar o destino.

Os 50 anos são o tempo do projeto de vida própria, que deveria incluir não apenas a atividade profissional, mas também qualidade e bem-estar na vida diária. O novo projeto de vida dessa fase deveria ser como um grande conjunto, formado por partes que se equilibram entre si e sustentam o todo, permitindo que se possa trabalhar e viver de maneira a enfrentar de forma mais eficiente os desafios.

Para isso, precisamos escutar o que diz a voz interna, seguir a tal voz do coração, selecionar as solicitações e demandas. "Será que tenho condições de atender a essa solicitação? Será que ela vai exigir demais de mim? Até que ponto tenho de abrir mão?" É preciso dedicar tempo e fazer pausas para ouvir a voz interna. Inspirar significa introduzir ar nos pulmões. (É preciso, acima de tudo, inspirar.)

"Cruzei a fronteira do aprendizado racional. Não quero mais só esse tipo de experiência para me desenvolver. Quero fazer crescer o amor dentro de mim." Aos 49 anos, C. abriu espaço na sua vida para se dedicar ao estudo da arteterapia como um caminho profissional. Depois de vários anos lutando com doenças na família, reorganizou a casa, alterou os hábitos, começou a prática de ioga. A conscientização sobre as questões de saúde a fez desacelerar, se proteger, se cuidar. Ela vinha de uma longa trajetória de sucesso e dedicação total a conquistas acadêmicas e profissionais.

Uma pessoa inspirada é altamente produtiva, eficiente e perspicaz! Ela cria continuamente um campo astral vibratório leve à sua volta, onde as coisas mais simples do dia a dia são preenchidas de maior significado. A dimensão do cotidiano é ampliada. A qualidade das suas ações é intensificada pelo colorido e pelo dinamismo dos sentimentos.

A inspiração leva a uma certeza interior que não é abalada por nada. Escutamos o que está por trás das palavras pronunciadas, do tom da voz, dos gestos, enxergamos o sentido dos fatos. Se por um lado a verdade do que eu sinto é subjetiva, por outro expressa anseios universais que me conectam ao que é contemporâneo. Algo pensa em mim; algo vive em mim! A nova consciência é decorrente do sentimento de estarmos mais conectados com o que fazemos, em um maior grau de comprometimento com a própria vida. As experiências atuam mais profundamente no íntimo.

Aos 52 anos, A. começou a sentir que o pior da vida já tinha passado. Aos 36 anos, ela havia se separado do marido e voltado a morar na casa da família com os filhos. A. se refugiara no quarto acima da garagem e na época dividiu a responsabilidade da educação dos filhos com os avós. Assim, voltou para a faculdade e encontrou um trabalho. Finalmente saiu da "torre", como chamava o quarto acima da garagem... Construiu sua casa no cinturão verde da cidade, um espaço amplo, sem cubículos. Acalmou a pressão da responsabilidade e tem a sensação de por fim ter encontrado o próprio chão. Vive o dia a dia, a leveza. Não se sente obrigada, não corre atrás. Acabou a pressão de ter de fazer algo. Em relação aos filhos, aprendeu a não julgar as escolhas deles.

É comum que nessa fase a vida profissional e a vida familiar estejam engessadas, formalizadas pelas funções e pelos comprometimentos. A organização e a segurança material, tão necessárias para facilitar a vida, podem paralisá-la. E algumas vozes de autoridades do passado muitas vezes povoam a vida do sentir, funcionando como verdadeiros sabotadores internos, que tendem a manter refém o nosso potencial de desenvolvimento. "Isto é só um hobby, não vai te sustentar!", "Você só arranja confusão!", "A dificuldade é que educa!": vozes como essas acabam atuando como forças retrógradas, que alimentam estados de paralisia emocional, quando parece que a vida não sai do lugar.

Para seguir adiante, temos de nos confrontar com essas vozes e colocá-las de volta na boca de onde elas saíram. E para sair da paralisia é preciso ensinar o coração a pensar, a ser objetivo, a ponderar, a usar o bom senso. O pensar do coração é criativo, qualitativo, inclusivo e altruísta. O pensar do coração não conclui, ele pergunta! E o grande ponto de equilíbrio do sentir é a empatia, quando assumimos o desafio de nos colocarmos no lugar do outro — o que, como atitude, ajuda na mediação de muitos conflitos e promove bem-estar social.

Quando M. estava com 53 anos, seus sócios começaram a colocá-lo de escanteio, até que ele se deparou com uma aposentadoria compulsória. Antes apoiado na segurança material do emprego, M. despencou. Dentro de casa, se viu cada vez mais deprimido, bebendo mais a cada dia, situação que teve um impacto grande no seu casamento. A esposa se virou do avesso para apoiá-lo, mas a relação foi despencando, porque além de beber ele se tornou agressivo. Ela, que vivenciara o mesmo tipo de decadência com o pai e com o avô, não teve forças para passar de novo por essa situação. O risco de perder também a sua mulher foi a tábua de salvação de M., o vetor da sua recuperação. Buscou ajuda terapêutica e pouco a pouco foi se reerguendo. O baque fora mais emocional do que financeiro, e ele conseguiu encontrar novas alternativas para as suas capacidades profissionais.

Depois dos 50 anos, todos tendemos a ganhar peso, a ter uma digestão mais demorada, aumento de colesterol, pressão alta etc. etc. etc., e somos forçados a pôr em foco a saúde. O corpo que, como estrutura perfeita, nos sustentou durante toda a jornada precisa a essa altura ser conscientemente carregado, cuidado, respeitado nos seus limites. Com o passar do tempo, a saúde vai ficando como uma canoa antiga: tapa-se um furo aqui e surge outro lá. As questões se tornam crônicas e não dão trégua, e podemos olhar para o declínio físico como se estivéssemos diante de uma árvore que representa a nossa vida. "De que ela precisa para poder continuar a dar frutos? Quais os galhos secos que preciso cortar para que novos brotos cresçam?" Pôr a saúde em foco não é não ter doenças, mas sim superá-las cotidianamente. É desconfiar de todas as demandas que esgotam as forças vitais. É na esfera da saúde que se encontram as forças de sustentação do autodesenvolvimento. Nesse contexto, a saúde torna-se o melhor dos patrimônios, o grande investimento do futuro, pois é ela que vai determinar o andar da carruagem dali para a frente.

Embora não tenhamos mais à disposição as mesmas forças da juventude, a consciência inspirativa dá sustentação aos atributos pessoais já consolidados, às convicções e à visão estratégica, que são condições que promovem a inovação. As forças dinâmicas mercuriais da criatividade podem fazer desabrochar uma nova qualidade na forma de contribuição, em todas as situações da vida. Até que chegamos, com 55 anos e meio, à rotatória do terceiro nó lunar da biografia — uma rotatória com várias saídas.

Lá atrás, no início dessa etapa de expansão da consciência (42 aos 49 anos), intensificamos a percepção de que forças arquetípicas sustentam a nossa existência. Arquétipos são os modelos das forças em ação no campo expandido da consciência. Na sequência, dos 49 aos 56 anos, descobrimos que essas forças se associam, de alguma forma, conosco, vivem em nosso interior.

Temos experiências diretas da atuação dessas forças em situações de sincronicidade, conceito desenvolvido por Carl Gustav Jung para entender mais profundamente o significado das coincidências. É quando percebo que aquele encontro ou acontecimento da minha biografia não foi meramente casual. No meu íntimo, revestiu-se de um significado maior, teve um sentido sutil. Estabeleceu um diálogo interno. Mudou a minha percepção da realidade. Ampliou a minha consciência do aqui e agora. A percepção dessas forças espirituais que influenciam a nossa biografia vem de um lugar muito íntimo, que só faz sentido para quem o viveu. Ela se constitui na verdade do coração, pela qual se estabelece uma conexão íntima com o contexto evolutivo da sua biografia. Como já disse Rubem Alves, "experiência mística verdadeira não é enxergar seres de outro mundo. É ver este mundo iluminado de beleza".

As forças espirituais às quais me refiro aqui são uma percepção dinâmica e apurada que desenvolvemos das forças de vida que pulsam na nossa biografia — por exemplo, "Isto faz sentido para mim, aquilo não!", "Esta situação tem uma boa energia pulsando, já aquela não, me puxa para baixo". Favoráveis ou desfavoráveis ao desenvolvimento humano individual e coletivo, elas são vislumbradas na dimensão de consciência suprassensorial, aquela que percebe além da realidade material aparente dos fatos.

Nessa nova rotatória, precisamos pegar a saída que vai nos levar ao encontro que o nosso Eu marcou com essas forças evolutivas, porque temos algo a realizar juntos. É o que chamamos, no processo biográfico, de missão de vida.

PERGUNTAS PARA O SEU DIÁRIO

— Você tem um projeto próprio de vida?

— Que nova dimensão ganhou a sua força de liderança?

— Você está realizando o seu sonho ou está fazendo acontecer o sonho de outra pessoa?

— Onde você está colocando as suas forças?

— Quais são as suas principais vozes internas? O que elas dizem?

— Quais os galhos secos da sua vida que você precisa podar?

— Onde germinam novos galhos?

— De que forma você está estruturando o seu tempo — o seu ritmo diário, semanal e anual?

9. A consciência intuitiva — dos 56 aos 63 anos

Intuição significa que acolho em mim
algo que anseia pelo futuro.
Bernard Lievegoed

Enquanto a inspiração vem ao nosso encontro de dentro, a intuição vem ao nosso encontro de fora, está no âmbito do vir a ser. É a qualidade anímica do querer exacerbado. Muitas vezes, quando é considerada uma qualidade emocional instintiva, é chamada de presságio, augúrio, auspício. Ou, quando é vista do ponto de vista da ação, é a capacidade de agarrar a oportunidade e fazer o que precisa ser feito.

Podendo ser confundida com oportunismo, quando a ação está demasiadamente conectada com o interesse próprio, a intuição é um estado de consciência que tem a ver com presença de espírito e coragem. A consciência intuitiva enxerga o momento de o Eu se aliar com as forças evolutivas da biografia. Como disse Bernard Lievegoed, "aquele que está preparado não deixa a oportunidade passar, porque ela é uma resposta que há muito esperava".

As questões são trazidas por situações concretas. É preciso um estado de alerta para reconhecê-las e ficarmos ativos na criação de novas realidades.

Tornamo-nos disponíveis para fazer o que precisa ser feito, para dialogar com o que está sendo solicitado. "A cada chamado da vida, deve o coração estar pronto para a despedida e para um novo começo, com ânimo e sem lamúrias. E dentro de cada começo existe um encanto que nos dá forças e nos ajuda a viver", afirmou o escritor Hermann Hesse.

Na virada do setênio, atravessamos a rotatória do terceiro nó lunar e temos a oportunidade de seguir na direção de uma nova maneira de viver, um novo estilo de vida orientado por valores intrínsecos que, até o final, vão dar sustentação à nossa missão.

Pode ser a despedida de uma carreira de produtividade e reconhecimento. A oportunidade de usar a experiência em outro nível de atuação. O início de outra etapa de estudos que mantenha a capacidade intelectual ativa, que abarque a nova faculdade cognitiva. A possibilidade de ver, mais de perto, os netos crescerem. A hora de realizar um sonho acalentado há tempos. A vida, pródiga em oportunidades, ocorre em ciclos, e cada ciclo demanda uma emancipação do anterior. O que nos trouxe até essa idade não tem a energia de nos levar adiante. Serve de plataforma de apoio para seguirmos em frente, mas temos de continuar navegando em busca de novos horizontes. Se deixarmos tudo como está, corremos o risco de acentuar o declínio físico que já se impõe.

É preciso muita atenção em relação aos insights surgidos nessa fase! Hoje, lidamos em grande escala com a realidade virtual. A inteligência artificial controla tudo o que consumimos e nos domina, com uma enorme capacidade lógica de dedução.

Atualmente, o que chega a nós pela mídia não é tão somente resposta a interesses traçados pelas pistas que deixamos — necessidades das quais ainda não tínhamos conhecimento são oferecidas pela rede. Isso nos mostra que já estamos expostos à esfera inconsciente do querer.

É preciso também muita atenção às armadilhas próprias dessa fase: não se tornar refém das necessidades materiais dos filhos adultos; não se sobrecarregar com os cuidados com os netos; não encarnar o papel de salvador da pátria; não se desgastar nos embates recorrentes do casamento. A maturidade alcançada pela experiência de vida oferece a oportunidade de se emancipar daquilo que não faz mais sentido, que não contribui mais para o próprio desenvolvimento.

As perguntas que criam o futuro vêm da disposição para gerar o bem maior. Aspirações não são desejos que têm de ser satisfeitos de imediato. Elas podem ser cultivadas. Não é que possamos escolher o bem e deixar o mal de lado; o bem tem de ser praticado.

A liderança dessa fase da vida ocorre quando o querer é objetivado pelas iniciativas dos outros. Ser um verdadeiro líder é ter o poder de colocar sua vontade pessoal a serviço de despertar o compromisso nos colaboradores, o entusiasmo natural e despojado nos mais jovens, a vontade de servir a uma causa. É da retaguarda que nos posicionamos à frente das coisas! Cada novo insight pode se tornar disponível para todo o planeta. O altruísmo, que é a virtude do espírito livre, tem poderes mágicos e é capaz de atuar como uma força unificadora nessa fase.

A arte e a religião em todas as épocas anunciaram esses novos estados de consciência, por meio de orações, meditações e outros rituais religiosos. A crença em uma dimensão onde vive o Eu cósmico é e sempre foi fator de fortalecimento da resiliência em momentos nos quais as próprias forças pessoais não são suficientes para lidar com os desafios que se apresentam.

Essas oportunidades de maturidade emocional e de ampliação da consciência se mostram nessa etapa a todo aquele que se compromete com o seu próprio desenvolvimento e que encontra suporte material e afetivo para vivê-la plenamente, tenha ou não tenha conhecimento dessa lei de desenvolvimento biográfico.

Aos 62 anos, E. se aposentou de uma carreira acadêmica. No final, estava muito cansada, mas sentiu um alívio enorme: agora, teria tempo à sua disposição. Mas o sentimento de liberdade durou pouco. O drama bateu à sua porta: a filha, grávida, perdeu o marido em um acidente e voltou para casa. O período foi sofrido para todos.

Sem o seu espaço próprio, E. torna-se introspectiva, melancólica. Depara-se com sentimentos antigos, de quando se sentia posta de lado. O resgate emocional vem com a chegada do neto. "O amor dele me alcançou. Ele se tornou meu novo sol!" Ela percebe que precisa cuidar da

sua necessidade de privacidade e do seu anseio por liberdade, ao mesmo tempo que inclui na nova vida um grau de afeto que até então nunca sentira.

PERGUNTAS PARA O SEU DIÁRIO

- Quais são os principais sentimentos que afloram ao olhar em retrospectiva a sua biografia?
- Quais são as vivências mais gratificantes?
- O que você não quer mais?
- O que você já alcançou e o que ficou para trás?
- Quais são os meios de que você dispõe para cuidar preventivamente da saúde?
- Quais são os meios de que você dispõe para continuar a ser produtivo e manter a sua autonomia?
- Quais são as suas prioridades?
- Em que grau você encontra espaço e tempo para desfrutar de vivências de gratidão, alegria e amor?
- Como está a sua relação com companheiro ou companheira, filhos e netos?

O FIO CONDUTOR E A POLARIDADE CONSCIÊNCIA × VITALIDADE

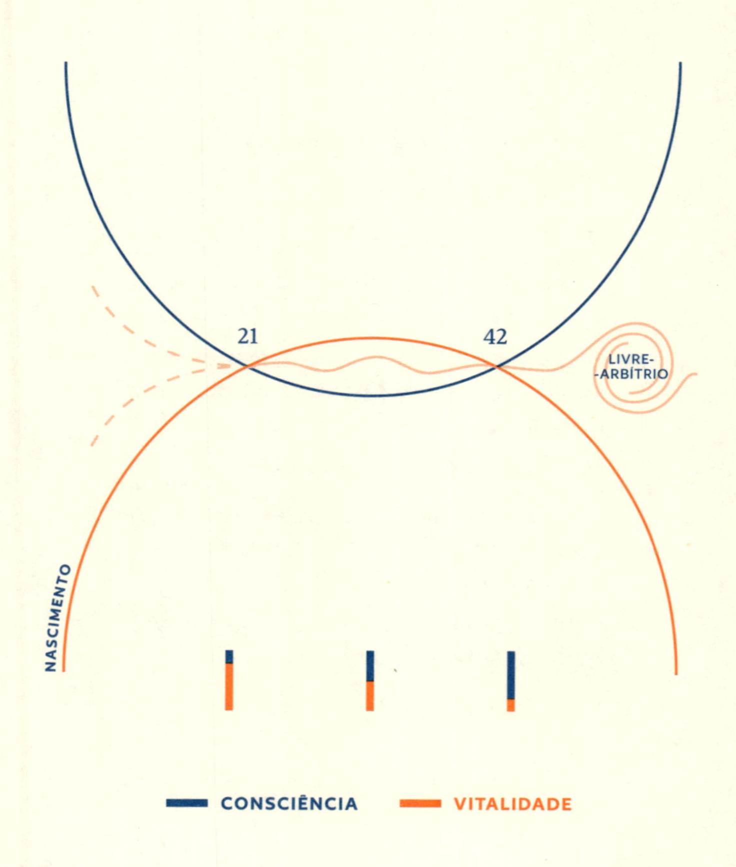

O que podemos esperar da vida para além dos 63 anos?

Aos 63 anos, estamos "totalmente nascidos" como seres humanos. Nos tornamos capazes de nos lançar à tarefa final atribuída a nós pelo nosso destino.
G. e G. O'Neill

Do ponto de vista da abordagem de desenvolvimento das fases da vida, a pessoa com mais de 63 anos pode se considerar emancipada de influências que foram determinantes para a sua existência. A sua biografia não se encontra mais diretamente sincronizada com a ordem planetária na qual a vida humana está inserida, e assim ela tem a possibilidade de se emancipar dos padrões repetitivos que regem a vida humana na Terra e que influenciaram a sua própria jornada.

E o que isso quer dizer?

Em termos da evolução da sua consciência, a pessoa de 63 anos já foi criança, púbere, adolescente, jovem e adulta, e ao atingir a maturidade se tornou autoconsciente, um Eu humano capaz de fazer síntese das suas experiências biográficas. Nessa condição de saber — que pode ter sido consolidada como um conjunto de habilidades técnicas e conceituais adquiridas através de uma atividade profissional, ou como uma posição de sabedoria humana dentro da família ou da comunidade na qual encontra-se inserida —, o conhecimento do mundo reverte-se em conhecimento de si, e o conhecimento de si é, ao mesmo tempo, conhecimento do mundo.

Essa última etapa da vida vai chegando devagar, vem aos poucos. Ela principia quando a nossa curva de vitalidade declina e o corpo humano, um sistema perfeito, edificado e regido por leis físicas, químicas e biológicas, começa a fragilizar-se. Nesse sentido, as demandas desse último trecho da nossa jornada refletem as necessidades que foram a fonte de sustentação da fase da infância: cuidado, amor, proteção, rotina estruturada, confiança e alegria.

O envelhecer é uma oportunidade de expansão da consciência no âmbito individual, colocando a alma em um permanente estado de indagação. "O que virá a ser? Como posso transformar e dissolver continuamente o antigo, o velho, em algo novo?" Envelhecer é, assim, um patrimônio cultural de toda a humanidade e uma tarefa social de todas as idades.

Como humanidade, vivemos todos, independentemente da fase da vida em que nos encontremos, na etapa da alma da consciência. Já passamos pelo processo de individualização, ultrapassamos o limite do mundo meramente visível e agora lidamos em grande escala com o desconhecido — o virtual —, nos vendo cada vez mais encurralados pelas nossas diferenças. No entanto, a esperança de futuro reside na disposição para o entendimento mútuo. Assim, a liberdade que almejamos como indivíduos demanda um trabalho sistemático em nosso próprio desenvolvimento, um contínuo exercício para descobrirmos o que temos em comum, o que nos permite evoluir juntos. Cada encontro funciona como um exercício prático, que revela algo de mim e do outro e o reconhecimento de quem somos como seres humanos.

A consciência ampliada nutre o discernimento e cria condições para que possamos reconciliar os antagonismos, as forças opostas que povoam a nossa existência. Evita que nos tornemos reféns de tendências que vêm ao nosso encontro e que, uma vez reconhecidas, podem ser continuamente ponderadas.

A realidade que vivemos somos nós que criamos! Todos os dias, temos a oportunidade de agir a partir de alguma certeza interna e depois avaliar se isso foi bom ou não, para então corrigir o rumo e criar realidades. Quando conhecemos melhor a nossa biografia e nos apropriamos dela, cada nova ação pode se constituir em uma ação libertadora. E cada novo insight torna-se disponível para toda a comunidade. Tenhamos em mente o que Victor Hugo disse certa vez: “Nos olhos do jovem arde a chama, nos olhos do velho brilha a luz”.

Agradecimentos

Uma enorme gratidão a Gudrun Burkhard, que me introduziu ao conhecimento das leis biográficas.

Agradeço aos meus colegas da formação biográfica pelo intenso aprendizado em comum: Amparo Moral, Cristina Oliveira, Conrado Bruno, Márcia Della Negra, Mercedes Gamba, Ronaldo Perlatto e Rosa Schoenmaker.

Um agradecimento especial a Luna Weyel, minha parceira na plataforma A.mor Biografia Humana, pelo incentivo e pelo suporte.

Meu reconhecimento a Julia Schwarcz, a Quezia Cleto e à equipe da Companhia das Letras pela edição primorosa e pelos questionamentos que ajudaram a consolidar o conteúdo deste livro.

Dedico este livro aos meus queridos alunos e clientes, que são uma contínua fonte de inspiração.

TIPOGRAFIAS Author e Sentient, ITF
DIAGRAMAÇÃO Estúdio Bogotá
PAPEL Polén Bold, Suzano S.A.
IMPRESSÃO Gráfica Bartira

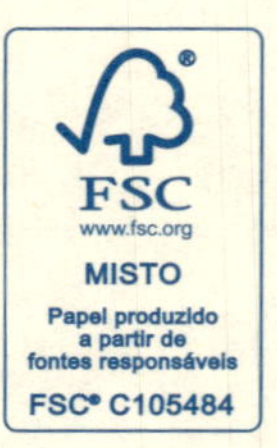

A marca FSC® é a garantia de que a madeira utilizada na fabricação do papel deste livro provém de florestas que foram gerenciadas de maneira ambientalmente correta, socialmente justa e economicamente viável, além de outras fontes de origem controlada.